中華古籍保護計劃

ZHONG HUA GU JI BAO HU JI HUA CHENG GUO

·成果·

# 中華醫藏

第三編

叢書卷

己任編

（清）楊乘六 評

《中華醫藏》編委會 編
江凌圳 主編

國家圖書館出版社

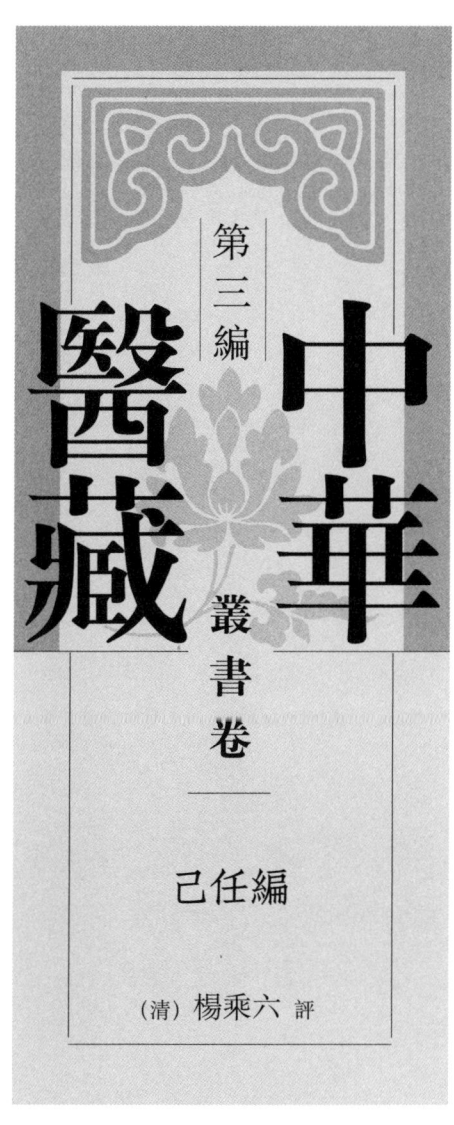

圖書在版編目(CIP)數據

己任編/(清)楊乘六評;《中華醫藏》編委會編;江凌圳主編. 北京:國家圖書館出版社,2024.8. --(中華醫藏·第三編·叢書卷). --ISBN 978-7-5013-8133-3

Ⅰ.R2-52

中國國家版本館 CIP 數據核字第 2024RJ1180 號

| | |
|---|---|
| 書　　名 | 己任編 |
| 著　　者 | (清)楊乘六 評 |
| 叢 書 名 | 中華醫藏·第三編·叢書卷 |
| 著　　者 | 《中華醫藏》編委會 編　江凌圳 主編 |
| 項目統籌 | 殷夢霞 |
| 責任編輯 | 張愛芳　靳　諾　宋紅垚 |
| 編　　務 | 湯紅霞 |
| 封面設計 | 敬人書籍設計工作室 |
| 出版發行 | 國家圖書館出版社(北京市西城區文津街 7 號　100034)<br>(原書目文獻出版社　北京圖書館出版社)<br>010-66114536　63802249　nlcpress@nlc.cn(郵購) |
| 網　　址 | http://www.nlcpress.com |
| 印　　裝 | 北京金康利印刷有限公司 |
| 版次印次 | 2024 年 8 月第 1 版　2024 年 8 月第 1 次印刷 |
| 開　　本 | 787×1092　1/16 |
| 印　　張 | 35.25 |
| 書　　號 | ISBN 978-7-5013-8133-3 |
| 定　　價 | 800.00 圓 |


**版權所有　侵權必究**

本書如有印裝質量問題,請與讀者服務部(010-66126156)聯繫調換。

# 《中華醫藏》規劃指導委員會　編纂委員會

## 專家委員會人員名單（二〇一二年）

### 規劃指導委員會

主任委員：蔡　武　王國强

副主任委員：楊志今　周和平　李大寧

委　　員：趙　雯　于　群　劉小琴　詹福瑞　蘇　國　石鵬建　閆　金　王　居

孫光奇　裴　飈　段　勇　王　煉　桑濱生　李　昱　晋保平

### 規劃指導委員會辦公室

主　　任：劉小琴

副 主 任：張志清　李　昱

成　　員：尹壽松　王思成　崔　蒙　柳長華　王振國

# 編纂委員會

主任委員：周和平　李大寧　張伯禮

副主任委員：劉小琴　李　昱　張志清

委　員（按姓氏筆畫排序）：

王旭東　王莒生　王振國　王國辰　方自金　邢玉瑞　伊廣謙　多吉卓嘎

李秀明　李國慶　李鴻濤　吴　格　吴元豐　沈乃文　林世田　孟慶雲

胡旺林　柳長華　段逸山　徐　蜀　徐憶農　高文柱　郭又陵　陳先行

陳其廣　陳荔京　陳紅彦　黄建明　黄潤華　黄龍祥　崔　蒙　許逸民

張志斌　張華敏　達力扎布　董洪利　楊成凱　裘　儉　鄭金生　歐陽兵

魯兆麟　諸國本　潘桂娟　薛清禄　錢超塵　嚴世芸　嚴季瀾　羅　琳

## 編纂委員會辦公室

主　　任：張志清　劉保延

副 主 任：尹壽松　王思成　陳荔京　崔　蒙

成　　員（按姓氏筆畫排序）：

王紅蕾　李鴻濤　張華敏　楊照坤　裘　儉

# 專家委員會

顧　　問：傅熹年　丁　瑜　王　堯　安平秋

主任委員：李致忠　王永炎

副主任委員：曹洪欣

委　　員（按姓氏筆畫排序）：

王玉川　石學敏　史金波　白化文　朱良春　朱鳳瀚　李今庸　李經緯

余瀛鰲　馬繼興　陸廣莘　陳可冀　張燦玾　程毅中　路志正　鄧鐵濤

注：《中華醫藏》規劃指導委員會、編纂委員會、專家委員會人員名單據二〇一二年八月文化部、國家中醫藥管理局『關於成立《中華醫藏》規劃指導委員會、《中華醫藏》編纂委員會、《中華醫藏》專家委員會的通知』（文公共函〔二〇一二〕一五八五號）

## 《中華醫藏》規劃指導委員會　編纂委員會
## 專家委員會人員名單（二〇二二年）

### 規劃指導委員會

主任委員：胡和平　余艷紅　于文明

副主任委員：張　旭　熊遠明　王志勇

委　　員：馬秦臨　李　宏　陳彬斌　張志清　唐愛華　孫志誠　王新祥　王啓明
王小龍　張劍輝　羅　静　崔建民　王思成　劉群峰　李　昱　陳榕虎

### 規劃指導委員會辦公室

主　　任：陳彬斌　李　昱

副 主 任：張志清　陳榕虎

成　　員：湯　琳　邱　岳　賀曉路　李海燕　蕭永芝　王振國

# 編纂委員會

主任委員：熊遠明　黄璐琦　張伯禮

副主任委員：陳彬斌　李　昱　張志清

委　　員（按姓氏筆畫排序）：

王　麗　王　鵬　王旭東　王春艷　王映輝　王振國　扎　巴　玉臘波

艾爾肯·卡斯木　布仁達來　邢玉瑞　多吉卓嘎　江凌圳　李文林　李海峰

李海燕　李國慶　李燦東　李鴻濤　李耀輝　吴　格　吴元豐　何清湖

佟　琳　汪　劍　沈乃文　宋　坪　宋咏梅　林世田　和中浚　胡方林

胡旺林　徐憶農　殷夢霞　陳仁壽　陳先行　陳紅彦　陳麗雲　黄建明

黄潤華　崔　爲　許逸民　張其成　張華敏　張偉娜　張愛芳　張樹劍

張豐聰　達　娃　達力扎布　楊　峰　楊繼紅　甄雪燕　趙　瓊　趙　艷

蕭永芝　蔡永敏　蔡鴻新　蔣力生　鄧　都　劉更生　戴　銘　鞠寶兆

魏　崇　儲戟農　蘇品紅　羅　琳　羅艷秋

编纂委員會辦公室

主　任：張志清　唐旭東

副主任：湯　琳　邱　岳　蘇品紅　李海燕
　　　　蕭永芝　王振國　魏　崇

成　員（按姓氏筆畫排序）：
王　沛　王　鵬　王春燕　王映輝　王紅蕾　李　辰　李　兵　李　萌
李雨欣　李鴻濤　佟　琳　宋咏梅　范　磊　周　揚　洪　琰　陳　聰
陳廣坤　張　磊　張效霞　張偉娜　張愛芳　張豐聰　葛　政　賀曉路
楊照坤　趙文友　臧守虎　劉更生　儲戟農

# 專家委員會

顧　問：傅熹年　丁　瑜　王　堯　安平秋

主任委員：周和平　李致忠　王永炎

副主任委員：曹洪欣

委　員（按姓氏筆畫排序）：

于智敏　王　琦　王玉川　王旭東　王莒生　王振國　王國辰　石學敏
史金波　白化文　仝小林　邢玉瑞　朱良春　朱鳳瀚　伊廣謙　李大寧
李今庸　李秀明　李宗友　李經緯　李鴻濤　余瀛鰲　沈澍農　武繼彪
孟慶雲　胡曉峰　柳長華　段逸山　馬繼興　高文柱　陸廣莘　陳可冀
陳其廣　黃龍祥　崔　蒙　張如青　張志斌　張華敏　張瑞賢　張燦玾
萬　芳　董洪利　程毅中　焦振廉　楊成凱　楊金萍　裘　儉　甄　艷
路志正　趙京生　臧守虎　鄭金生　鄧鐵濤　魯兆麟　劉保延　劉時覺
諸國本　潘桂娟　薛清禄　錢超塵　嚴世芸　嚴季瀾

注：《中華醫藏》規劃指導委員會、編纂委員會、專家委員會人員名單據二〇二二年六月文化和旅游部、國家中醫藥管理局『關於調整《中華醫藏》規劃指導委員會、編纂委員會、專家委員會的通知』（文旅公共發〔二〇二二〕六八號）

# 前言

中醫藥是中華民族的偉大創造，是包括我國漢族和少數民族醫藥在内的各民族醫藥的統稱，具有悠久的歷史傳統、獨特的理論體系和豐富的技術方法，反映了中華民族對自然、生命、健康和疾病的認識，是我國獨具特色優勢的衛生、經濟、科技、文化和生態資源，具有科學和人文雙重屬性。中醫藥古籍承載着中華民族特有的精神價值、思想智慧和生命健康知識，蘊含着豐富而寶貴的原創思維、獨特理論和實踐經驗，是養生保健、防病治病理論與方法的寶藏，更是中醫藥科技創新和學術進步的源泉。發掘、整理、保護和利用中醫藥古籍，不僅是弘揚中華優秀傳統文化的重要舉措，也是傳承中醫藥學術精華、促進中醫藥原始創新的必由路徑。

毛澤東同志指出：『中國醫藥學是一個偉大的寶庫，應當努力發掘，加以提高。』在黨和政府的大力支持與推動下，我國持續開展了中醫藥古籍普查、整理和研究工作。1954年11月，《中共中央批轉中央文委黨組關於改進中醫工作問題的報告》中提出，『整理出版中醫書籍：出版中醫中藥書籍，包括整理、編輯和翻印古典的和近代的醫書』，係中央對中醫藥古籍工作的首次指示，對推動中醫藥古籍工作起到了重要作用。《1963—1972年科學技術發展規劃綱要》將『整理和注解歷代中醫名著』列爲工作任務，中醫藥古籍工作首次被納入國家規劃。爲落實全國《古籍整理出版規劃（1982—1990）》，自1982年起，原衛生部先後下達了二百餘種中醫藥古籍整理研究任務，整理出版了一批經典中醫藥古籍。2005年，財政部設立專項，實施了『中醫古籍搶救工程』。2010年，財政部支持國家中醫藥管理局實施公共衛生專項資金項目『中醫藥古籍保護與利用能力建設』，成果彙成《中國古醫籍整理叢書》陸續出版。同時，在有關部門的推動下，國家圖書館（國家古籍保護中心）、中國中醫科學院中醫藥信息研究所（全國中醫行業古籍保護中心）組織全國專家學者開展了大量調研工作，從一萬三千餘種中醫藥古籍中遴選古籍元典二千二百八十九種，初步形成了《中華醫藏》選目；在進行全國古籍普查的基礎上推進中醫藥古籍普查，編纂中醫藥古籍普查登記目録，進一步理清了中醫藥古籍的存世狀況。這些工作的開展，使得中醫藥古籍保護、整理和研究工作薪火相傳，延續至今。

習近平總書記指出，『中醫藥學是中國古代科學的瑰寶，也是打開中華文明寶庫的鑰匙』，强調要『切實把中醫藥這一祖先留給我們的寶貴財富繼承好、發展好、利用好』。黨的十八大以來，歷久而彌新的中醫藥學迎來了天時、地利、人和的歷史發展機遇，中醫藥古籍工作得到前所未有的重視和加强。2019年，《中共中央 國務院關於促進中醫藥傳承創新發展的意見》提出『挖掘和傳承中醫藥寶庫中的精華精髓。加强典籍研究利用，編撰《中華醫藏》』。2022年，中共中央辦公廳、國務院辦公廳印發的《關於推進新時代古籍工作的意見》，提出『梳理挖掘古典醫籍精華，推動中醫藥傳承創新發展，增進人民健康福祉』。系統總結、整理、挖掘中醫藥古籍資源，夯實中醫藥學進一步發展的理論基礎，促進中醫藥傳承創新發展，努力保障人民身心健康，增進社會福祉，成爲行業期待、社會所需和時代召喚。

爲此，在全國古籍普查工作已取得重大成果的今天，去粗取精，去僞存真，將中醫藥古籍的元典和精華萃爲一編尤爲重要，是一項强固中醫藥傳承創新發展大厦基石的偉大工程。

2018年，財政部正式將《中華醫藏》列入『中華古籍保護計劃』立項資助，由文化和旅游部牽頭，國家中醫藥管理局組織推進，國家圖書館（國家古籍保護中心）、中國中醫科學院中醫藥信息研究所（全國中醫行業古籍保護中心）具體實施。全國二十八家單位、三十四個課題組、近千名專家學者參與，國内外二百餘家古籍館藏機構支持項目實施。

《中華醫藏》是集保存、研究、利用爲一體的中醫藥古籍再生性保護項目。萃取精華、呈現元典，與部次流别、提要鈎玄是這套大型叢書的兩項核心工作，同時致力於推動中醫藥古籍的學術研究與資源開放共享。一方面通過深入細緻的目録學研究和全面實地考察，收録涵蓋中醫藥經典著作、各學科領域源頭性與代表性著作、歷代醫藥名家名著等，所選版本力求最精，采用『編』『類』相結合的方式，集成編纂，以先進的技術手段影印出版，使得珍貴醫籍化身千百，分藏各地，用之當代，垂之後世，架起中醫藥古籍保護和利用的橋梁。另一方面通過『辨章學術，考鏡源流』，形成每一類目的『類序』和每一書目的『提要』，可以爲科學研究提供豐富的文獻基礎，爲文化、教育和相關産業提供系統便捷的研究資料，爲臨床實踐、養生保健提供寶貴的經驗，使後世學者能『即類求書，因書究學』，真正做到『人守其學，學守其書，書守其類』。

《中華醫藏》是國家重大文化工程，是中醫學傳承創新發展的基礎性學術巨著，也是盛世修典的重要體現。《中華醫藏》之『藏』是中國古代醫學典籍之『藏』，不僅是中醫藥古籍文獻的系統彙集和影印出版，更是嚴謹的學術研究和體系創新；既是對存世重要古典醫籍的集結彙總和分類編次，也是對中醫藥學術發展史的一次系統梳理，是歷代傳世醫藥文獻系統研究整理的最新成果。通過遴選編修、影印出版，引領具有版本價值、學術價值和臨床價值的珍貴典籍走出秘閣、服務社會，昭示先賢智慧，傳承醫統正脉，引導原始創新，保護原創權益，爲後世留下一座恢宏而實用的寶庫，意義和價值重大，必將爲加快構建中國特色、中國風格、中國氣派的中醫藥學科體系、學術體系和話語體系，爲中華文明的偉大復興做出更大的貢獻！

編纂一部賅括古今、薈萃百家、涵蓋各科，全面反映中醫藥學發展歷程和成就的大型醫學叢書，是幾代中醫藥學人的夢想。在《中華醫藏》的編纂過程中，全體同仁群策群力，同心同德，不畏艱難，奔走於全國各地，搜采秘本佳籍。同時，該項目得到了社會各界的廣泛支持，許多專家不顧年高事繁，事必躬親，爲項目實施建言獻策、保駕護航。值此《中華醫藏》出版之際，謹對財政部、文化和旅游部、國家中醫藥管理局、中國社會科學院等部委單位的大力支持、悉心指導，對社會各界的鼎力襄助、中醫藥行業同仁的辛勤付出致以崇高的敬意和衷心的感謝！

《中華醫藏》編纂委員會

二〇二二年十月十日

# 凡例

一、《中華醫藏》是『中華古籍保護計劃』的一項重大成果，由文化和旅游部牽頭，國家中醫藥管理局組織推進，國家圖書館（國家古籍保護中心）、中國中醫科學院中醫藥信息研究所（全國中醫行業古籍保護中心）具體實施。其編纂宗旨爲保護、傳承、整理、利用中醫藥古籍，着力推動中醫藥古籍的學術研究與資源開放共享，揭示中醫藥發展源流，推動中華傳統醫藥科技發展與文化守正創新。

二、《中華醫藏》選録歷代中醫藥經典醫籍，在選擇版本時注重珍稀孤罕善本和有藝術特色的繪刻佳本，共計二千二百八十九種，其中民族醫藥古籍二百二十四種。

三、選録範圍：

（一）寫印於1911年以前（含1911年）的中醫藥古籍，其中民族醫藥古籍年限適當後延；

（二）收録中醫藥古籍僅限紙質文獻；

（三）適當收録在國外寫印的、由中國人編撰的中醫藥著作；

（四）民族醫藥古籍僅爲用漢文或民族文字著述者；

（五）適當收録分散載於《道藏》等各類叢書、類書和文集中的醫、藥、養生論著。

四、選録原則：

（一）中醫藥經典著作及其注釋研究著作。原書已佚的經典著作，選擇最佳輯本；

（二）中醫藥各學科代表著作、源頭性著作；

（三）歷代醫藥名家名著；

（四）地區代表性醫藥著作，如地方本草、地方病專著等；

（五）具有民間特色的中醫藥著作，如鈴醫、草藥醫及行之有效的特殊療法等；

（六）歷代醫事制度、醫家傳略、醫史著作等。

五、本書選録中醫藥古籍儘量選取其存世（包括國内外）最早、最完好、刻印或抄録最佳的版本爲底本；選録之書版本殘損者，進行書版補佚。補配原則如下：

（一）選録古籍的同一版本。某些卷帙分藏數地，則通過補配合成完璧；

（二）補配時，在全面調研的基礎上，選定主體底本（主體底本應是同一版本的古籍中書品狀況最爲完好者），依據主體底本的殘損缺佚情況選擇該書同一版本的其他藏品進行補配，并注明殘損缺佚及補配的相關信息。

六、本書按分類編年法編排：

（一）全書設二級結構，第一級爲『編』，第二級爲『類』。全書分四編，具體如下：

第一編：醫經（内經、難經）、傷寒金匱、本草、養生、醫史；

第二編：藏象、運氣、病因病機、針灸推拿、經絡骨度、診法、方書；

第三編：通論、内科、外科、傷科、女科、兒科、温病、眼科、咽喉口齒、醫案醫話、叢書；

第四編：藏醫、蒙醫、維吾爾醫、傣醫、彝醫。

（二）類下具體書籍大致依照成書年排列；成書年不詳者，依據刊刻或抄録年排列；刊刻或抄録年不詳者，依據著者卒年或大致生活年代排列；著者卒年或大致生活年代亦不詳者，依據書籍著録版本大致年代排列。

七、爲體現全書『辨章學術，考鏡源流』的功用，在每類類名下設有類序，每書書名下設有内容簡介。各書書名和著者，大體按照卷端著録。各部分文字涉及异體字的，統一使用規範漢字。

# 《叢書卷》編纂人員名單

主　審：盛增秀　朱建平　臧守虎

主　編：江凌圳

副主編：莊愛文　高晶晶　李曉寅　丁立維

編　委（按姓氏筆畫排序）：

丁立維　王　英　毛偉波　石芹芹　朱建平

竹劍平　江凌圳　安　歡　李延華　李　健

李曉寅　余　凱　周　維　孟子蛟　胡　晶

莊愛文　高晶晶　陳秀琳　孫舒雯　崔一迪

# 《叢書卷》類序

『叢書』一詞最早見於唐代韓愈《剥啄行》『門以兩版，叢書於間』，意爲聚集書籍。而作爲書籍類别的叢書，亦稱叢刊、叢刻等，即根據一定目的和使用對象，將兩種或以上獨立成書的書籍在一個總名下彙編爲一書。常見含括多個類别的綜合性叢書和單一類别的專門性叢書。叢書之體始自齊梁，叢書之名始見於唐代《笠澤叢書》（名爲『叢書』，實爲雜文集）。現存最早的叢書一般認爲是南宋嘉泰二年（1202）俞鼎孫、俞經的《儒學警悟》，惜其流傳不廣。

醫學類叢書屬於專門性叢書。現存最早的醫學類叢書爲南宋楊士瀛所撰《新刊仁齋直指》，含子書四種，包括《新刊仁齋直指附遺方論》《新刊醫脉真經》《新刊傷寒類書活人總括》《新刊仁齋直指小兒附遺方論》，該叢書總書名與子書《新刊仁齋直指》相同，係以子書名代叢書總書名。

最早見於書目著録的醫學類叢書爲元代杜思敬輯《濟生拔粹》，又名《濟生拔粹方》，選取金元時期張元素及其弟子、門人等名家醫籍十九種，擇其尤切用者，節而録之，門分類析，有論有方，雖爲節本，但對傳播、保存以及校訂金元醫籍等方面均有重要的意義，極具文獻學價值。

隨着學術的發展、印刷術的普及，明代整理、輯録叢書較多，在編纂、刊印方面取得了相當成就。醫學類叢書常見兩種類型，一是個人或家族對醫籍的彙纂，如《汪石山醫書》《景岳全書》；一是藏書家、刻書家對不同醫籍的彙刊，如胡文焕《醫家萃覽》、余象斗《必用醫學須知》。

清代是醫學叢書編纂的繁榮時期，數量逾百種，遠超前代之和。有名醫撰著，如陳念祖《南雅堂醫書全集》、王士雄《潛齋醫書五種》等；有藏書家編輯，如葉志詵《漢陽葉氏叢刻》、丁丙《當歸草堂醫學叢書》；還有官方編纂醫學叢書，如太醫院編《脉學本草醫方全書》。

民國時期，叢書又有新的發展，出現了影響深远的大型綜合性叢書，如《四部叢刊》《四部備要》等。此外，叢書編纂突破四部分類體系，如《叢書集成》以實用與罕見爲標準，分爲十大類。在此影響下，醫學叢書的編纂亦層出不窮。著名的有裘慶元編《三三醫書》，收録《温熱逢源》等九十九種醫書；錢季寅輯《影印古本醫學叢書》，收録《古本難經闡注》等十種；國醫書局輯《國醫小叢書》，收録《時疫白喉捷要》等三十四種；曹炳章輯《中國醫學大成》，收輯

《靈樞識》等一百三十餘種；裘慶元輯《珍本醫書集成》，收録《内經素問校義》等九十種；陳存仁輯《皇漢醫學叢書》，收録《素問識》等七十二種。皆具内容豐富、類别多樣的特點，對於醫籍的傳播和保存起到了極大的作用。

經過歷代叢書的編纂，中醫古籍大部分被收入醫學叢書，中醫古籍目前流傳的版本也以叢書居多。編纂刊布醫學叢書，對於醫家專人、醫學專題、地方性醫學的研究，保存醫學文獻，尤其是一些篇幅較短小、容易散佚的文獻，具有十分重要的作用。故清代張之洞《書目答問》謂：『叢書最便學者，爲其一部之中，可該群籍，搜殘存佚，爲功尤巨，欲多讀古書，非買叢書不可。』

醫學叢書類目始創於日本高島久也、岡田昌春合編的《躋壽館醫籍備考》，此後《中國醫學書目》《南京國學圖書館書目》皆仿之，專門著録醫學叢書。《中國中醫古籍總目》著録中醫叢書類古籍二百零六種，《新編中國中醫古籍總目》著録中醫叢書類古籍二百五十種。若計入民國時期的文獻，則有三百種之多。這些叢書對保存、整理、研究、傳承中醫學術發揮了重要作用。

《中華醫藏·第三編·叢書卷》收録二十七種代表性醫學類叢書。其中收録最多的爲一人自撰或據前人著述輯録的叢書，如明代王肯堂《證治準繩》，先成《雜病證治準繩》并附以《類方》，後續成《傷寒證治準繩》《幼科證治準繩》《女科證治準繩》《瘍醫準繩》四種，後世稱《六科證治準繩》；明代張三錫纂《醫學準繩六要》，含《經絡考》《四診法》《病機部》《運氣略》《本草選》《治法彙》六種；明代盧復輯《芷園醫種》，含《醫種子》四種、《芷園臆草》五種；清代沈明宗編注《醫徵》，含《金匱要略編注》《傷寒六經纂注》《温熱病論》《虚勞内傷》《女科附翼》子書五種，附録《客窗偶談》一種；清代蔡貽績輯《醫學四要》，含《醫學指要》《醫會元要》《傷寒温疫抉要》《内傷集要》四種；清代李守永删訂《司命秘笈》，含《龍宫三十禁方》《華祖青囊外症十方》《枕中秘要》三種傳説與孫思邈有關的醫書。另如《證治大還》《沈氏尊生書》《鄭氏彤園醫書》《聊復集》《齊氏醫書四種》《醫學切要全集》《醫學六種》等等。尤重名家名著稿抄本，如《泉唐沈氏醫書九種》《田晋蕃醫書七種》《正誼堂醫書九種》《連自華醫書十五種》等，其中《田晋蕃醫書七種》收録的《中西醫辨》爲中西醫結合早期經典之作。有兩人以上的名家醫著合刻叢書，如明代何柬編撰的《醫學統宗》，含子書七種，其中何柬自撰者三種，校補滑壽所著醫書三種。有學術流派、地方醫學類叢書，如清代陳嘉璴輯《醫學粹精》，除陳氏自撰之書，還收録明代有學術傳承關係的周之幹、查萬合、胡慎柔之書；清代楊乘六《己任編》，輯評明末清初醫家高鼓峰、吕留良、董廢翁三家四部醫書彙集之編；《盤珠集》，含嚴潔、施雯、洪煒三人或獨撰或合撰的五種。有官修綜合性醫學叢書，如乾隆年間組織太醫院院判編纂的官修綜合類叢書《御纂醫宗金鑑》，收録十五種醫籍。另外，《中華醫藏·第三編·叢書卷》包含了部分全書，如明代彭用光《體仁彙編》，有論有方，卷號連續，并無子書之名；張介賓《景岳全書》六十四卷，全書分爲十六種，内容不重複，卷序連續；陳澈《雪潭居醫約》取張介賓《類經》、王肯堂《證治準繩》、繆希雍《神農本草經疏》等書之精要，參以自身醫案，編輯成書，是一部内容豐富的綜合性醫書；清代程文囿《醫述》十六卷，編纂思想統一，卷次連續，但又各有主題，書中引録甚多，所輯古今醫書三百二十餘種，經史子集四十餘種。

需要説明的是，部分所收叢書有缺了書、缺卷、缺葉者，如有同一版本儘量配補。其中清代汪啓賢、汪啓聖選注《濟世全書》，本藏從他館補配三種，收齊二十七種子書，首次成爲完書。《新刊仁齋直指》《濟生拔粹》《古今醫統正脉全書》等代表性醫學類叢書的子書計劃收入《中華醫藏》其他類目者，《叢書卷》不再重複收録。

《中華醫藏·第三编·叢書卷》收録代表性醫學類叢書共二十七種，按成書時間先後，依次爲：《體仁彙編》（全二册）、《醫學統宗》（全一册）、《證治準繩》（全二十四册）、《醫學準繩六要》（全七册）、《芷園醫種》（全二册）、《雪潭居醫約》（全三册）、《景岳全書》（全十册）、《濟世全書》（全八册）、《醫徵》（全三册）、《醫學粹精》（全一册）、《證治大還》（全六册）、《己任編》（全一册）、《御纂醫宗金鑑》（全十六册）、《盤珠集》（全三册）、《沈氏尊生書》（全八册）、《鄭氏彤園醫書》（全四册）、《聊復集》（全一册）、《醫學四要》（全三册）、《醫述》（全六册）、《齊氏醫書四種》（全四册）、《醫學切要全集》（全二册）、《醫學六種》（全二册）、《司命秘笈》（全一册）、《泉唐沈氏醫書九種》（全二册）、《田晋蕃醫書七種》（全六册）、《正誼堂醫書九種》（全一册）、《連自華醫書十五種》（全三册）。因卷次繁多，體量巨大，爲方便讀者使用，現將《叢書卷》所收二十七種叢書單獨出版。

江凌圳

二〇二四年四月

# 目録

## 己任編八卷

（清）楊乘六 評
清雍正十年（1732）銜三堂刻本……一

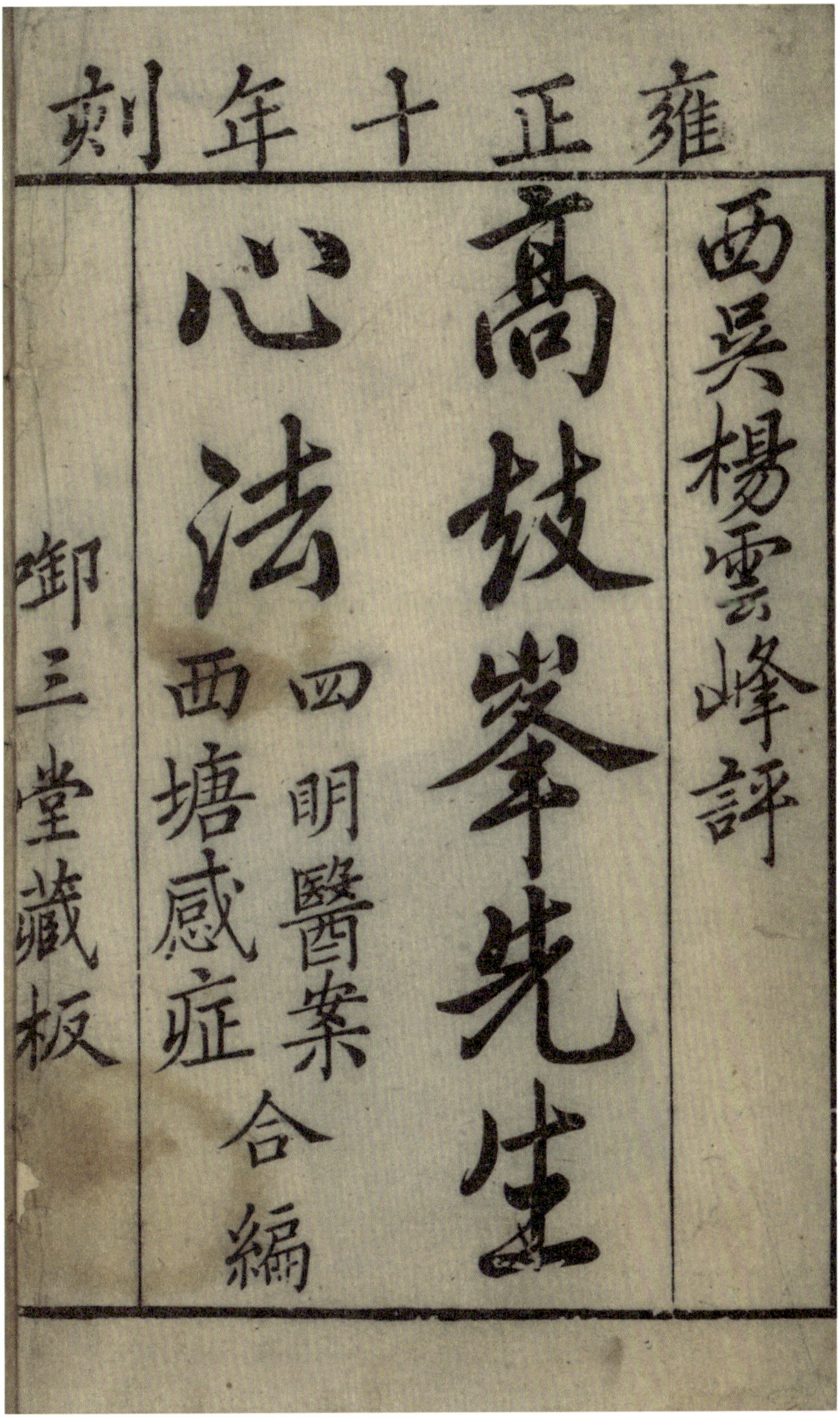
雍正十年刻

西吳楊雲峰評

高鼓峯先生心法

四明醫案
西塘感症
合編

啣三堂藏板

己任編八卷

（清）楊乘六 評　清雍正十年（1732）衙三堂刻本

# 醫任初編啓

蓋聞名山有不朽之藏本待傳之其人前哲所未刊之典端立公諸斯世茲惟　四明鼓峰高氏著有醫家心法遺稿其理根太極演來論彌簡而旨不該其方號手行配出法既要而又加

三山子里
李氏珍藏

（清）楊乘六　評

# 己任編八卷

清雍正十年（1732）衛三堂刻本

## 己任編八卷

清楊乘六評，清雍正十年（1732）銜三堂刻本。

楊乘六，生卒年不詳，字以行，號雲峰、潛邨，西吴（今浙江湖州）人，生活於康乾年間。《續修四庫全書總目提要》載『其論醫最推重高鼓峰、吕留良二人，蓋源出於浙東張介賓、趙獻可，專尚温補』。著作有《臨症驗舌新法》《潛邨醫案》等傳世。

此集成於清雍正三年，共八卷，係楊氏輯評明末清初醫家高鼓峰《四明心法》三卷、《四明醫案》一卷、吕留良《東莊醫案》一卷、董廢翁《西塘感症》三卷，三家四部醫書彙共之編，總名『己任』寓『以天下爲己任』之意，又名《醫宗己任編》。因此集以高鼓峰之作爲主，故也有稱《高鼓峰先生己任編》《高鼓峰先生心法》者。

《中華醫藏》影印底本原書版框高十七點九厘米，寬十三點五厘米，現藏上海圖書館。

（莊愛文）

雍正十年刻

西吳楊雲峰評

# 高鼓峯先生心法

四明醫案
西塘感症
合編

鄮三堂藏板

己任初編啓

蓋聞名山有不朽之藏，未待傳之其人；前哲所未刊之典，端在公諸斯世。茲惟　四明鼓峰高氏著有醫家心法遺稿，其理根太極，論來論彌簡而無不該，其方就五行配出，法既要而又加詳闡靈樞素問診玄闡而難覃之微言允矣內經羽翼此發張李朱薛所能及而未發之餘蘊洵哉醫學朱程辨晰病机罔不精透分列治驗尤極神奇第以醫者之見是書者甚少則此書之活人也有

恨況從前以來嘗未練諸梓
恐自今而後又或失其傳爰
是不揣踈陋次其簡編并
且無逃僭踰增以評點不敢
秘之枕中為潤梨棗之雕鎪
以公諸天下並仔校劘之任
肅裁里句敬呈　清鑒

性頗以頂格之原文逐一句為斟而字為酌何莫非斯也之學者平乎再衍于雙行之小字細加駁其謬而正其備則尤為本堂說甚快矣潛卿御三堂謹啓

# 己任編弁語

天之好生其德大矣胡人之自殺每甚拂乎天兵戎水火刑罰賦役人皆知其能殺人也則思所以避之其避之而仍蹈焉不免者不過十之二三耳乃有不知其殺而殺焉者就之乞生而反得殺焉者則庸醫之殺人是矣十室之邑三家之村提囊而行藥者莫不家盧扁而人岐黃也日操刃殺人而人不之覺且致命焉余見童穉夭折少壯羸瘦喪車轔轔夜長鬼哭黃耇皤

髮之老百里內外不易多覯此仁人君子惻怛痛心日夜不寧而思所以振濟之者也於是鼓峰東莊慨然以醫天下爲已任鼓峰習醫術已二十餘年原本於性命理學之要窮研於靈樞素問之旨叅究於張李朱薛之說神奇變化不可端倪往來兩浙活人甚多庚子過東莊意氣神合一揖間即訂平生之交相與講論道義留連詩酒因舉其奧以授東莊東莊天資敏妙學有源本性命理學之要向所研精因源以溯流

窮本以達末不數月間內外貫徹時出其技以治人亦無不旦夕奏效鼓峰奇驗傳聞於人口者不可殫述因裒集其所著與來語溪與東莊所治之案彙爲一編非敢謂二子之名藉是而傳也誠願天下庸醫末技一旦盧中無我洗滌腸胃焚生平所讀之書棄俗師所授之術一從事於此焉將見殺人之手反而爲生人之具也豈非天下之幸歟雖然周官聖經也而壞於元豐馬服君書良法也而敗於長平是固聾者不

可與語雷霆而瞽者不可與語黼黻古今一轍則二子之書固當藏之名山以待其人懸之國門而究無一識者也州錢吳之振序

己任編目次　高斗魁旦中著

四明醫案　卷之四

嘔吐

鬱冐

煩躁

戰振慄

筋惕肉瞤

循衣摸牀

敗症

胃傷

不能食

己任編目次終

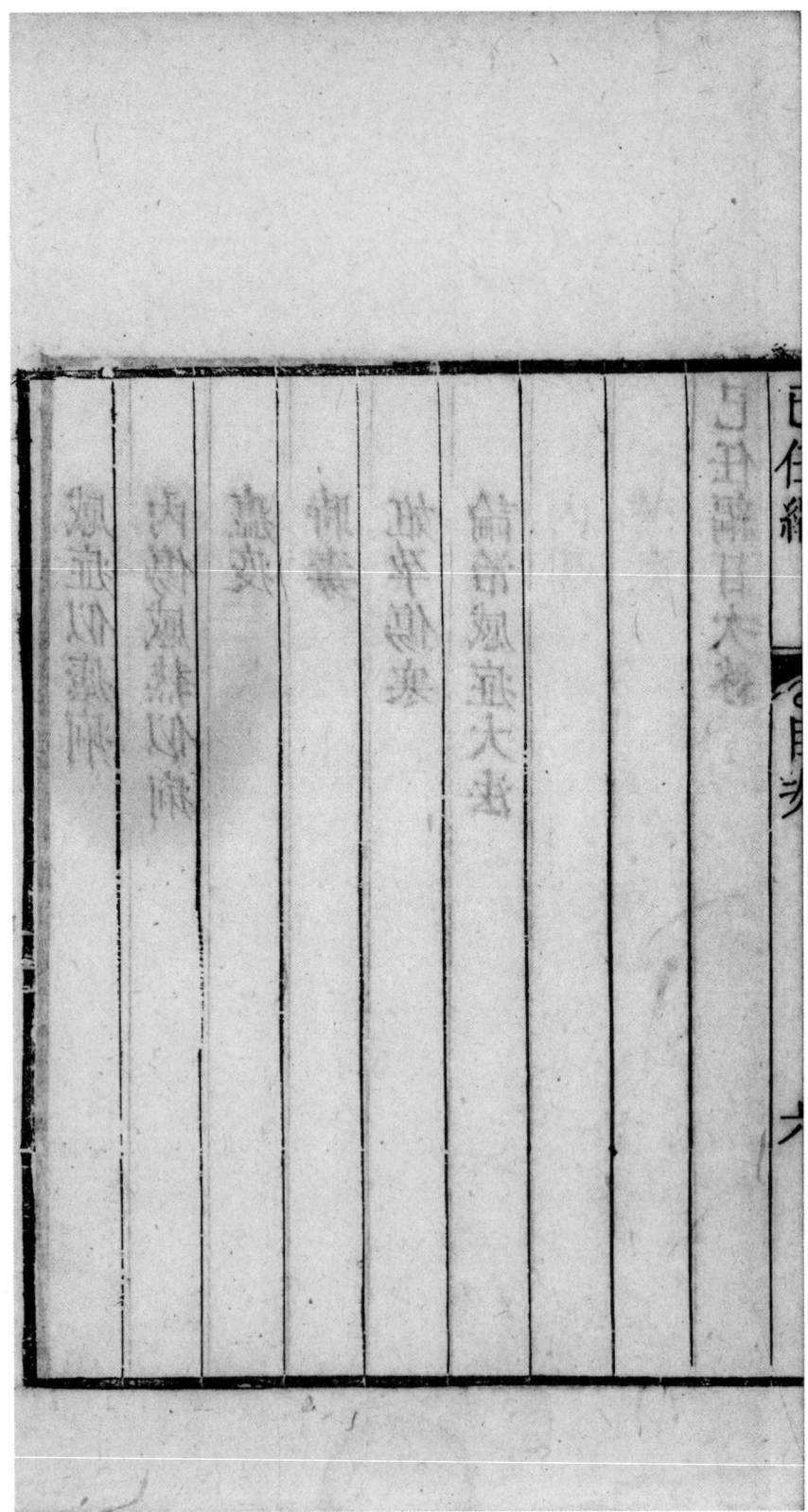

# 已任編卷一　四明心法上

高鼓峰先生著
潛邨楊乘六僭評
輔仁社諸子共較

## 診法

治病之要在臨症時先察內外臟腑經絡新久虛實食痰氣血纔以脈合之。脈經一書拳拳以診法示人而開卷便云觀色察形彼此參伍以決死生可見望聞問切診家不可忽一難經以切佐四診之末則知望聞問之間其於病情之大段已得不過再診其脈看病應與不應耳乃近來迎醫服藥者不惟不先言其所苦甚至再三詢叩終於默默而隱疾以困醫者甚知醫而果可爲人所困者則其病亦未有不爲醫所困者也不亦愚昧之甚耶如症與脉合或正治或從治可也有症與脉不合者則當審其輕重辨其眞假舍症從脉或舍脉從症以治之輕者從症十惟一二重者從脉十嘗八九景岳從舍辨言之最詳復有症與時不合者舍症從時或舍時從症以治之此則從症者多於從時脉症時三者須時時互相參考診家大要

何謂内言七情也喜怒憂思悲恐驚是也七情之病起於臟七情過極必生拂鬱之病此拂鬱從内起拂鬱之脉大抵多弦濇凝滯其來也必

不能緩其去也必不肯遲先有一種似數非數躁動之象細體認之是無焰之火也是無韻之音也是往來不圓滑也此爲鬱脈法當疎之發之鬱火脈極難看緣火不透發則經脈俱爲所遏故多沉伏不出耳如火在下而以濕草蓋之則悶而不舒必至燒乾而自盡故疎之發之使火氣透則及此可以自存所以忌用寒涼必先升散之故得此一喻倍見省豁何也鬱是氣抑抑則氣不透不透則熱熱則爲火也古方疎發以越鞠丸爲主藏用和以逍遙散代之如單得鬱脈上二

方是也東莊云越鞠之芎藭即逍遙之歸芍也越鞠之蒼术即逍遙之白术也越鞠之神麴即逍遙之陳皮也越鞠之香附即逍遙之柴胡也越鞠之梔子即逍遙之加味也然越鞠峻而逍遙則和矣越鞠燥而逍遙則潤矣如鬱而血爲火逼變成燥症如熱甚而痛及手足頭面似覺腫起或兩額擁腫背膊磊塊頻躁作渴四肢攣搐兩目直視角弓反張小便短赤大便秘結之類皆屬燥症其脉必浮數無根疏肝益腎湯從水生木可也熟地可加至一二兩左歸飲重加歸芍再加柴胡則與疏肝意更合或不清及加丹皮芩梔以清肝膽滋腎清肝二經飲有神效所謂肝腎並治也何謂外言六淫也風寒暑濕燥火是也雖是六淫並舉

然下文只就風寒而言於暑濕燥火未概也須類推之六淫之邪或從皮毛而傳絡從絡傳經從經傳腑從腑傳臟是也感邪由表入裏一層深一層其間次第此處分晰最清亦有竟感於絡竟感於經者六淫所感必生拂鬱之病此拂鬱從外入故必皮毛先閉外束其所感之邪而蒸蒸發熱也法當疏之發之是也大抵脉或浮或洪或大或緊而必數者也是燎原之火也是擊撞之聲也是往來不肯沉靜而出於皮膚之外也亦謂之鬱脉是外鬱也疏之發之不愈則霜雪

以壓之古方麻黄桂枝白虎承氣等劑是也此眞外感也易之以羌活冲和者亦眞外感也近日醫家一見發熱無論內傷外感一味羌活冲和混行表散每致津枯液涸而成敗症者蓋羌防莘芷之屬原與麻桂並烈也用者審之有內傷似外感者此火不可發散也發散則亡陰不可霜雪以壓之壓之是滅火也以發散寒涼爲長技者丕當以此等論藥之初起小柴胡湯加減調之可也逍遙散加生地合生脉加黄芩之類以滋腎生肝生金滋水可也重則六味飲加歸芍合生脉以滋水清火可也蓋非水無以救

火也非有根之水無以救離根之火也補北方即所以瀉南方一定之理却是不易之法

何謂臟腑有從腑遷臟者有從臟遷腑者如陽明傷食則氣阻而脾不能化則其病遷於脾初起法當先消食食消則氣通而脾運矣久之則脾病亦深必先救脾何也腑尚可病臟不堪久病也腑主氣氣無形無形治之以無形易也臟主血血有形有形者亦須假無形以治之而後有形故難也傳曰無形之氣易補有形之血難

償此之謂也消食者保和枳术等類是也然不可過於消也經曰大積大聚皆可犯也衰其半而已如過於消則氣衰矣消之不得其法或不及則食積而生熱熱則脾病當用參术如五味異功散六君子湯或加枳桔以開提健運再佐以芩連以消其積熱（此條當并入後論食一條同看）此臟腑相救緩急之法也各臟腑可以類推之

何謂經絡經者如江河之經茫其筋脉生於肉中絡者如藤之絡石其筋脉生於皮裏肉外經

筋屬五臟，絡屬六腑。屬五臟者，以血藥補之，以行經藥通之。補之者，歸、芍、熟地是也；通之者，川芎、秦艽、沒藥、乳香是也。屬六腑者，以氣藥補之，以走絡藥通之。補之者，人參、白术、黃芪是也；通之者，柴胡、羌活、葛根是也。然又要看其病之淺深，而彼此相通，不可執一也。

何謂新久？有內傷之新，有外感之新，有內傷之久，有外感之久。內傷之新，補之當兼外感之新，散之戒重。如補之遲，遷延成弱矣；散之重，變成他症矣內傷之久補之當峻當速外感之久散之不可峻不可久不可猛不可速何也人之元氣有限病久必傷元氣若再攻之元氣竭矣而陰亡矣經云邪之所湊其氣必虛又曰粗工洶洶以為可攻此之謂也

何謂虛實有陰虛有陽虛有先天之陰陽虛何謂陰虛血虛也何謂陽虛氣虛也血虛者補其血四物湯之類是也氣虛者補其氣補中益氣湯之類是也先天之陰虛六味左歸之類是也

先天之陽虛，八味、右歸之類是也。有攻伐太過之陽虛，如用寒涼而致陽遏不升，當以參、朮、黃耆溫之；甚者薑、桂以助之；又甚者八味、右歸，從其原以救之。有攻伐太過之陰虛，如用發散而致津液乾枯，當以歸、芍、熟地滋之，枸杞、龜鹿兩膠黏膩之物以填之是也。

邯鄲趙氏云：讀仲景書而不讀東垣書，則內傷不明而殺人多矣；讀東垣書而不讀丹溪書，則陰虛不明而殺人又多矣；讀丹溪書而不讀薛氏書，則眞陰眞陽不明而殺人又多矣。四明合張、李、朱、薛四大家以立言，而於眞陰眞陽之外，又發攻伐太過之陰虛陽虛兩種，以補前賢之所未發，而救敗之法乃備。然則讀四家書

而不讀高氏書則攻伐太過之陰虛陽虛不明而殺人又多矣

何謂食膏粱煿炙酒酪潼乳能生火而傷胃之陰傷陰者救之四物以養血欲養胃陰須去川芎加甘草佐之芩連梔栢以清火左歸飲去茯苓加花粉尤爲穩當浮瓜沉李冷水寒冰能滅火而傷胃之陽傷陽者救之理中以養氣佐之桂附荳蔻以生火虛而不寒則一理中足矣至於饑飽失時則中氣受傷當補而兼運六君子湯加枳實桔梗之類運而提之

何謂痰有食積之痰有中虛之痰有水泛水沸

所爲之痰食積之痰消其食則痰自除保和大安枳术之類虛者六君子之類中虛之痰或脾虛不運或胃虛不容脾虛不運則積六君子加白荳蔻神麯是也胃虛不容則聚六君子加砂仁神麯是也水泛爲痰土虛不能攝水也其痰濃而白補中益氣加半夏木香白荳蔻是也亦有命門火衰不能配水而水泛爲痰者仲景云氣虛痰泛當以八味丸補而逐之吳㚇山亦云八味丸治痰之本也水沸爲痰其痰白如沫吐出如蟹沫少頃變爲稠黏之水此腎水不足不能制火火

緊而沸也。六味丸主之。此症間有火不歸原格陽上焰者，其痰亦白如沫，其脉必浮洪數大而重按則空，或右尺沉細無力，治當引火歸原，八味飲主之。王節齋痰之本水也，原於腎；痰之動濕也，主於脾。二語深透痰症之根。四明諸法皆治痰之本，不治痰之標，獨扼其要。稍似水泛、水沸兩條中遺却火不配水格陽上焰兩症耳。今僭補入，庶無剩義。

何謂血。凡六淫七情之病，皆有因死血薄積於臟腑而成者。其症見於外，或似外感，或似內傷。醫家以見症治之，鮮不謬矣。大凡死血在內，其脉必濇滯。其出於皮膚也，必不滿；其入於筋骨也，必不完。其形大抵如線塗生漆，不能充潤之狀凡醫者遇病多於痰食求之死血多不之察故備言之四明於症之最難審者審得獨精脈之最難認者認得倍細而於鬱火鬱血兩症其形容脈象處尤爲精盡診家于此則無難審之症難認之脈而病亦無可遁之情矣

何謂症與脈合與脈不合有外感之症脈有內傷之症脈外感者蒸蒸發熱其脈必洪大浮數是症與脈合也如發熱而脈不洪大浮數是症與脈不合也傳曰陽症得陰脈者死此句是論傷寒若別症不可便斷爲死此必是火遏也或胃陰不能充拓也或腎水不能化其榮血也則

舍症從脉可也火遏者逍遙散加生地薄荷以發之或加丹皮山梔屈曲下行以通之可也胃陰不能充拓者四物湯亦須去川芎加甘草方合陽明重加熟地枸杞人參麥冬五味以滋之可也左歸飲去茯苓加歸芎合生脉甚驗腎水不能化其榮血者六味左歸以補之可也如內傷而外不發熱其脉當靜而反浮躁洪大而數是症與脉不合也傳曰陰症得陽脉者生此句亦論傷寒若別症又不可便許爲生此必是陰亡也或陽明有實與火也或腎虛

不能納氣也。或過服烏附，而下焦津液枯竭也。又有一種重按有力，却不弦，從肌肉滲開，脈與肉無界限，此近於浮洪豁大也，總是陰之象也、陰亡也。如陰亡，分先後天以救其陰。先天者腎中之陰也，後天者胃中之陰也。緣救陰之法，則上文已詳，茲故不另立耳。有食與火者，徤運兼清涼也。宜從養陰治，使陰氣外溢則得汗，而火自清；陰血下潤則便通，而食自下，不可妄用芩連以清火、枳朴以消食也。腎虛不能納氣者，六味、都氣。都氣尤捷。過服烏附者，六味兼黃柏、知母是也。知柏兩味，性味苦寒，大戕脾腎，非有中焦實火、下焦濕火，不宜妄用。今因烏附過劑，以致下焦津液枯竭則黃柏之燥尤非所宜且六味純陰潤下但壯水之主自足以制陽光矣何必更加知柏哉脈與肉無界限者六味加歸身枸杞子棗仁白芍合生脈也凡症皆有合不合舉此可以引伸觸類矣

何謂症與時不合譬如夏月惡熱而燥不當用辛熱矣然卻是無根之火狂越於外須知此火不可水滅不可濕伏折以寒涼無不立斃故當舍時從症耳非人參桂附八味無以返飛越之孤陽須浸冷服乃合伏其所主先其所因其始則同其終則異之義否則恐其拒格耳傳曰桂附清蒸熱是也此舍時從

症之謂也。又如冬月畏寒怕冷，必當辛熱矣。然却是火鬱於中，火熱生風，衝突元氣，氣從火散，故凛凛畏寒。即瘧疾之戰，亦非真寒也。此等若認作真寒而以熱藥治之，則悞矣。或辛甘以發之，逍遙散加生地薄荷，或加山梔丹皮。或芩連承氣以通之，則火透而寒除矣。傳曰：硝黃解寒戰，是也。此亦舍時從症之謂也。夏月用涼藥，冬月用熱藥互看。

也此乃重舍歸從近之謂也。月川熱藥五倍要月用凉藥分

以通之。閒久遠而寒熱陰。窮則難前黃薄葉服是

或辛苦以發之。所宜成遂如散中卿梅達于地皮瑞直者連水氣

故寒凉長藥。認作通散而以非薄治之性乃

補是不錯病中人強作風衛益元氣絡從內陰

通文醋也又加汗用洩寒相吃必書齊滿守錯

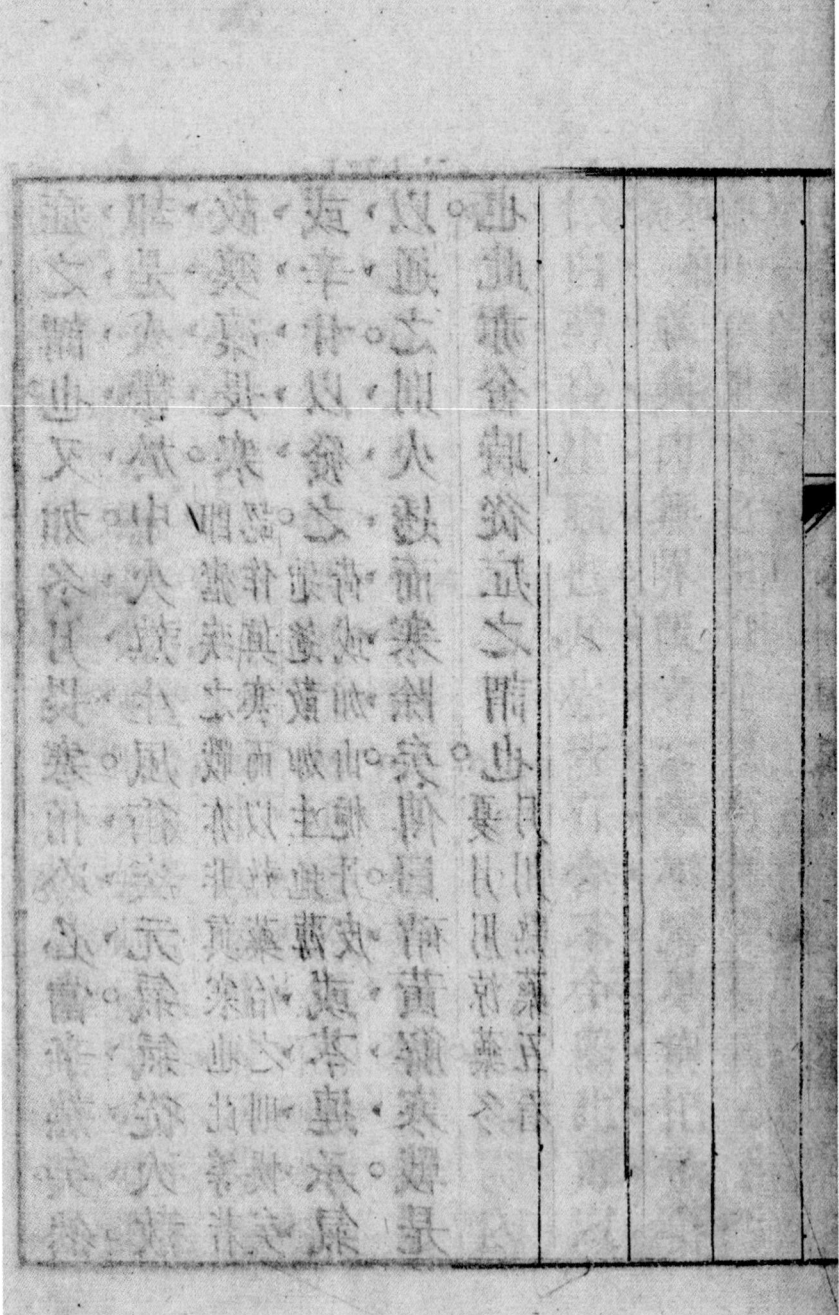

脈義凡脈必隨其部以察其症則部位不可不明也然部位須從內經分配始無差謬故錄脈要精微論一條景岳部位解一則列於四明脈義之首以補其所未備云

脈要精微論曰尺內兩傍則季脇也尺外以候腎尺裏以候腹中附上左外以候肝內以候鬲右外以候胃內以候脾上附上右外以候肺內以候胸中左外以候心內以候膻中前以候前後以候後上竟上者胸喉中事也下竟下者少腹腰股膝脛中事也

景岳部位解曰按本經曰上竟上者胸喉中事下竟下者少腹腰股膝脛中事所以脈之形見上者候上下者候下此自然之理也自王叔和云心與小腸合於左寸肺與大腸合於右寸以致後人遂有左心小腸右肺大腸之說其謬甚矣夫小腸大腸皆下部之腑自當應於兩尺然脈之兩尺左爲水位乃眞陰之舍也右爲火位乃元陽之本也小腸屬火而火居火位故當配於下之右大腸屬金而金水相從故當配於下

之左此亦其當然也但二腸連胃氣本一貫故在内經亦不言其定處而但曰大腸小腸皆屬於胃是又於胃氣中總可察二腸之氣也然凡在下焦臟腑無不各具陰陽若欲察下部之陽者當總在右尺察下部之陰者當總在左尺則盡其要矣

舉

輕循之法名爲舉浮脈中間仔細推有力爲風兼表實無神無力的知虛浮多不足陽分虛也

按

重取法時名曰按。按之不足是元虛，有力爲疼多氣滯。宜溫宜下細詳推。沉多有餘陰分實也下手脈沉是氣脈來附骨爲積

詩

不輕不重曲求尋，箇裏機關理最深。虛實死生從此得，粗工豈辨石和珍。中以候胃胃氣虛實生死所關尤宜仔細

候

四時當歷何爲主，要識弦洪石與毛。一字情同

分兩義診家候氣最爲高。以巳之息候彼之息知其接續間斷乃見生死虛實至春弦夏洪秋毛冬石雖爲診家定規然亦不必拘泥也但取神胃二氣耳

逆

陽病見陰名爲逆。形羸脈大亦如然。有餘不足如相反。決死無疑命入泉。一切有餘之症脈宜有力有神如或微濇而不應手者死也產後脈大失血脈洪腹脹脈濇痢後脈弦皆謂逆也形瘦脈大胸中多氣者死形盛脈細少氣不足以息者死

順

脈大形標兩得平。症餘脈大病還輕。形羸脈細

無妨害脉症相應是順情。逆順二字乃脉症之樞要也

得

神本先天位在離。要知動靜是根基。神存氣守無危殆。望切工夫妙在斯。經曰得守者昌謂神氣在也

失

三元虧損土無基。遇着庸醫促命期。秘合相離形已脫。診知失守死如歸。經曰失守者死謂神氣脫也得失之旨軒岐之秘也

新

暴病玄機在右關。右關神在豈傷殘。更將脇症來參看。休把斯言作等閒。各部雖脫中宮獨存尚可生也

久

久病根源在絳宮。絳宮流利勢從容。若還肉脫難同例。九候雖調命亦凶。久暴之病存乎寸關不可不知

緩

陽生識趣善形容。但在中和四季中。虛實若兼無損害。正存邪散色晴空。大抵脈來和緩病雖重可治以其有胃氣也大凡病能飲食虛能受補即有胃氣如無胃氣見食即畏服補即脹食下即脹不治

急

火盛元虛脈急。有餘不足交加。醫能分別脈無差。正復緩來邪罷。急脈之急，非急數之急也。診其勢來勇去柔，已知邪勝于正，必得汗解而正復。若脈來急中無緩，有餘之症，正宜疏瀉。若急去緩來，邪去正復方妙。

清

清脈非邪氣自傷。藥宜溫補是良方。病從內出無他故。訣有言傳不可忽。脈來輕清滑軟而無力，正氣虛也。清中有神，病雖重必安。平人脈法清輕，則主富貴。

濁

脉濁邪干氣有餘。藥宜疏瀉莫躊躕。病因外入無他故。得訣回來好看書。脉濁無神亂也必死如脉來緊濇按之鼓擊知其邪氣實也如無外邪即乏胃氣與內有伏火宜辨明之

滑

往來流利名爲滑。緩大相兼氣必傷。莫作痰看依古訣。當來陽分漫推詳。如身熱而脉滑大無力乃眞氣虛也法當驗症施治或兼嘔惡腹痛或兼食積痰火俱宜調理脾胃爲先攻補兼行不宜涼藥如滑而且數痰火也宜吐下不可汗

濇

沾涉刮竹一般看，滑濇當分滯利間。氣鬱作疼痰血積，元虛久病命須艱。作病身熱脉來洪大，獨有氣口脉帶濇，此真氣虛也，理宜溫補，不可寒涼。

大

脉大當思病進，臣欺君弱胡行。欲知厚薄細推情，實瀉虛溫隨症。要畧云：病人脉大爲勞，以元氣虛也。蓋氣爲君，火爲臣，君弱臣欺，氣虛火盛，故脉反見洪大，脉本不實，寒藥宜忌。餘症脉大，寸尺舉按皆然，法當下之。

細

細如一縷是元虛，若是滯弦積有餘。能辨久新求責治依經據理莫差遲。久病脈細無力防危。凡脈來微細眞氣虛也。症雖有餘，亦從脈治。細而兼數，眞陰虛也。形盛脈細，少氣不足以息者，死也。

## 促

身熱脈來頻歇止，至數之中促不祥。若還病退漸無妨，愈進料應身喪亡。此陽極之故，多致不救。

## 結

脈來帶結七情傷，歇止中間要忖量。痰血滯經多此候，當分新久實虛方。此陰極之故。久病見之難治，暴病見之當溫補。受補必復，如補之不復，終至危也。又有痰礙經絡而歇止者，藥之必復也。

浮表

輕按之滿指重按之則無此陰虛也傷寒得此須用大劑參地輕按之則無重按之滿指此陽虛也輕按之滿指重按之亦然此傷風脉也浮而不斂散脉也此大虛之候不治浮而遲三至此寒脉也宜溫之浮而數此假熱也宜溫之浮而滑痰脉也六君子湯女人主有娠浮而弦眞臟脉見也必死假熱浮數必重按全無方可溫補若屬火燥生風者大非所宜

沉裏

輕按之則無重按之則有有而有力則脈實也有而無力則虛甚也沉而遲此寒也沉而數伏火也沉而滑有伏痰也婦人或主有娠沉而濇有瘀血也或失血沉而弦陽絶也不治沉而細必四至此氣血虛也太過不及不治

遲寒

四至以下俱爲遲脈視其至數之微甚爲溫補之輕重如脈遲而汗由不止者死

數熱

數而有力。陰敗也。數而無力。陽虛也。數而滑。辨其有力無力分治。雖危不死。數而澁。血內熱也。數而弦。眞臟脈也。不治。數而細。大虛也。急補之。

長脈

有形體之長。如無病而出魚際。寸與尺等。露而不陷也。有往來之長。謂來有餘韻也。此脈最善。

短脈

與長脈相反。雖無病不佳。

滑脈

往來流利此胃氣也滑而浮主痰滑而有力有食也滑而無力胃虛也滑而有力兼數痰火盛也滑而細必四至平人脈也太過血虛不及氣虛

澁脈

最沉吸在皮膚之間其來不舒血大虧也或有瘀血

弦脈

弦如弓弦之弦按之勒指胃氣將絕五藏無土

木氣太甚，即眞藏脈也。凡病脈見之即凶，與滑相反。

## 細脈

按之如髮，細脈必沉。但得見滑，即是正脈，平人多有之。若見弦數，即是枯脈，六腑內絕不治。但浮而不數，陽虛也。補中益氣湯主之浮而數，陰虛也。黑逍遙散主之，不應，用疏肝益腎湯、六味飲主之。黑逍遙，逍遙加熟地即是。少間沉而不數，陰中之陽虛也。八味丸主之沉而數，陰中之陰虛也。左歸飲、都氣飲主之浮而遲，陽中之陽虛也。黃芪建中湯主之沉而遲陽中之陰虛也。右歸飲主之。乍沉乍浮乍大乍小乍遲乍數或三或五陰陽俱虛也。十全大補湯主之。此一段陰陽氣血分配尤極精細的當醫家得此直是枕中之秘

# 二十五方總圖

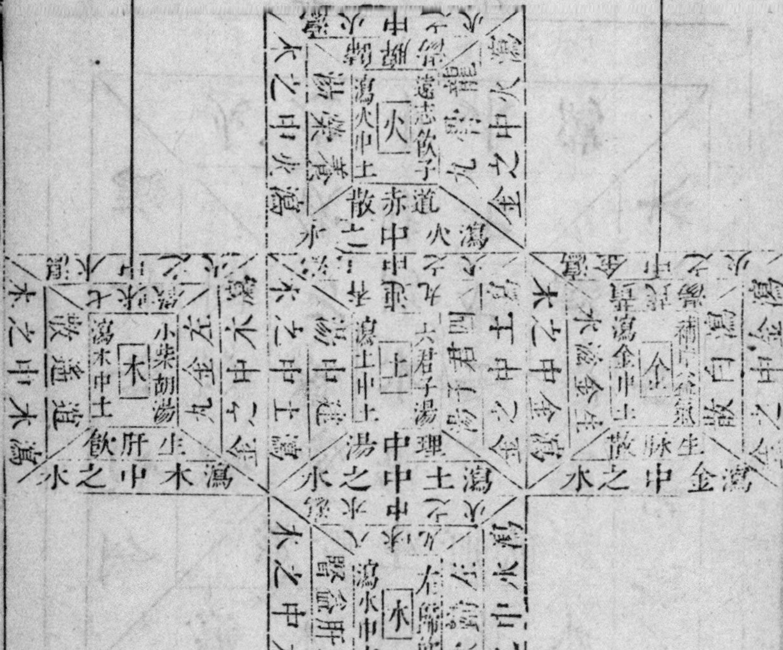

木主病

變見五症用藥之法圖

左卯

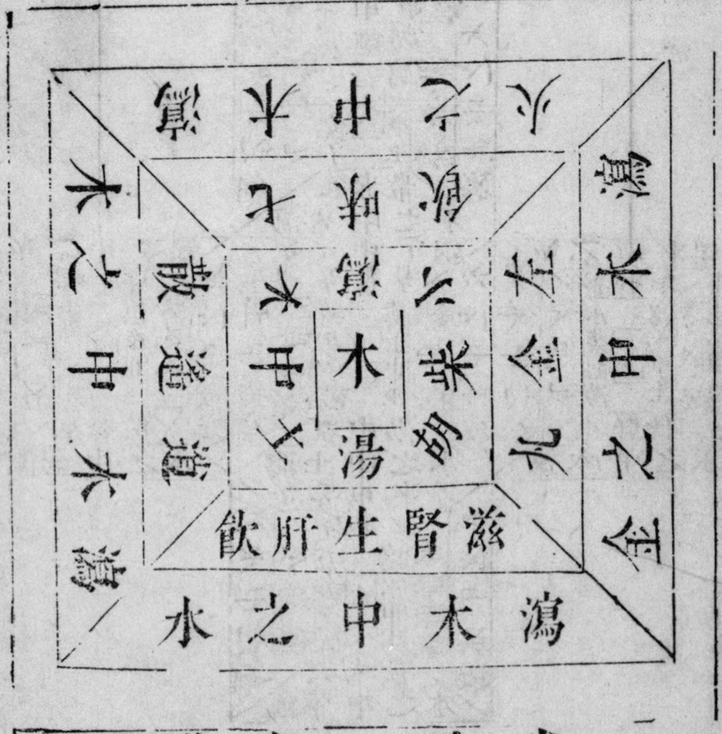


半陰　半陽

足厥陰肝足少陽胆木主病變見五症用藥之法

肝與胆自病爲正邪用逍遥散瀉木中之木之心病爲實邪用七味飲瀉木中之火之脾病爲微邪用小柴胡湯瀉木中之土之肺病爲賊邪用左金丸瀉木中之金之腎病爲虚邪用滋腎生肝飲瀉木中之水

變

見

火五

症

主用午

藥

病之

法

圖

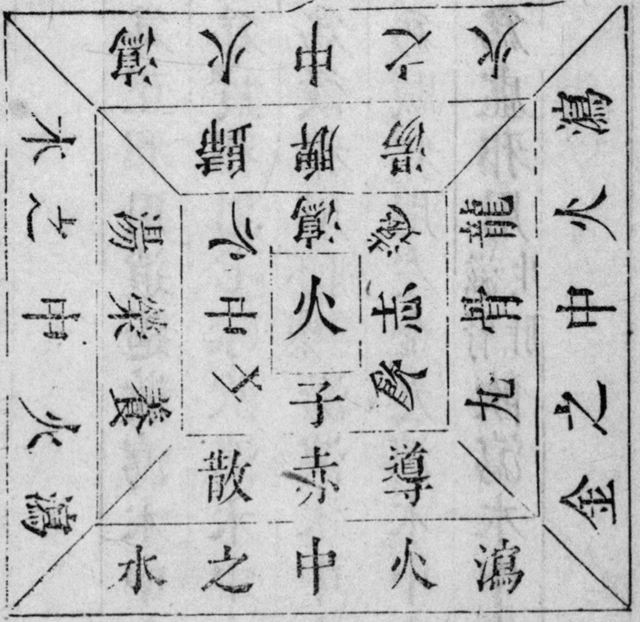


陽

手少陰心手太陽小腸火主病變見五症用藥之法

心小腸自病爲正邪用歸脾湯瀉火中之火

之脾病爲實邪用遠志飲子瀉火中之土

之肺病爲微邪用龍骨丸瀉火中之金

之腎病爲賊邪用導赤散瀉火中之水

之肝病爲虛邪用養榮湯瀉火中之木

包絡三焦附

變
見
土五
症
土用中
藥
病之
法
圖

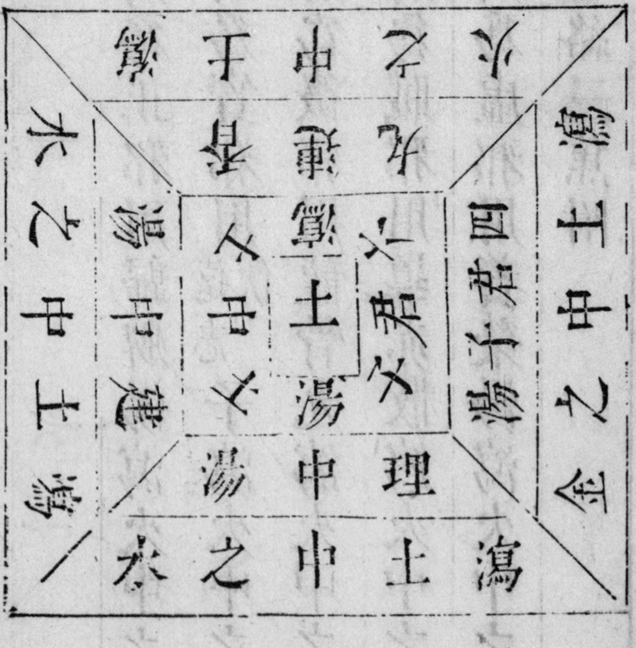

足太陰脾足陽明胃土主病變見五症用藥之法

脾與胃自病爲正邪用六君子湯瀉土中之土

之肺病爲實邪用四君子湯瀉土中之金

之腎病爲微邪用理中湯瀉土中之水

之肝病爲賊邪用建中湯瀉土中之木

之心病爲虛邪用香連丸瀉土中之火

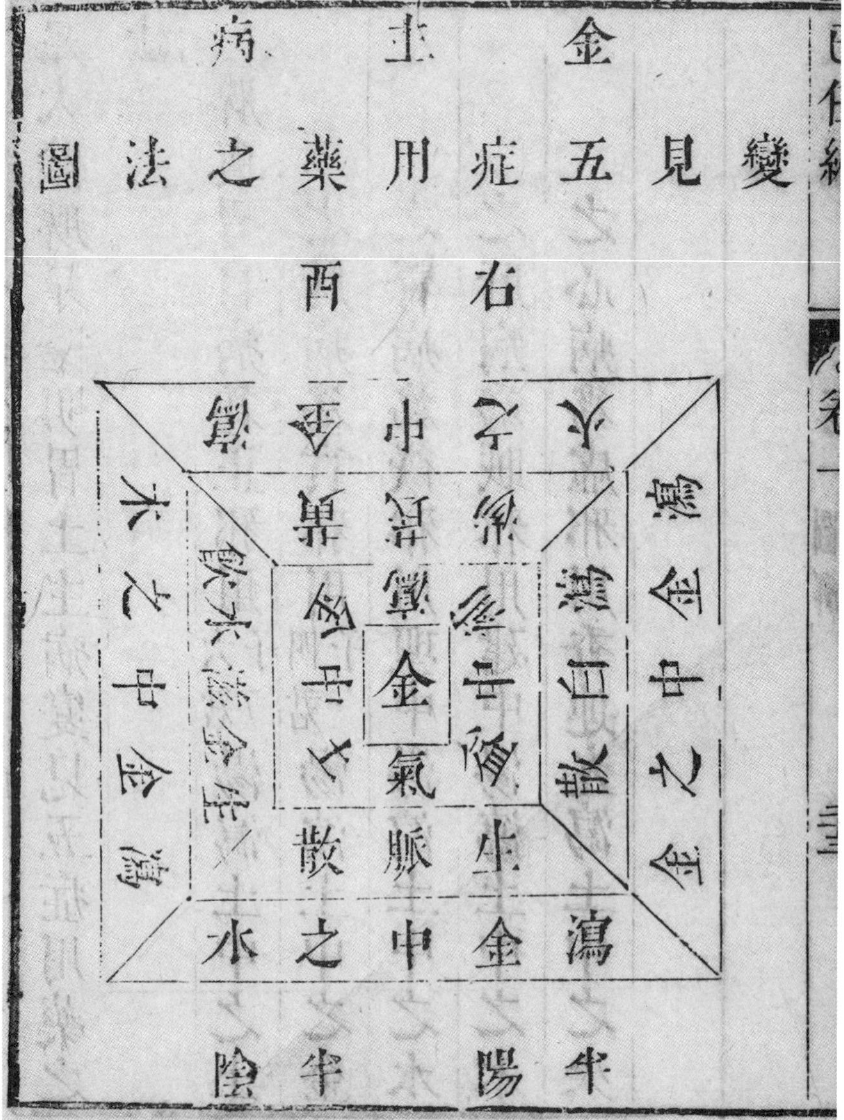
變
見
金五
症右
主用
藥西
病之
法
圖
金中之金
瀉
半
中
金
生
陽
氣
中
之
散
半
水
陰
木之中金
瀉

手太陰肺手陽明大腸金主病變見五症用藥之法

肺大腸自病爲正邪用瀉白散瀉金中之金

之腎病爲實邪用生脈散瀉金中之水

之肝病爲微邪用生金滋水飲瀉金中之木

之心病爲賊邪用黃芪湯瀉金中之火

之脾病爲虛邪用補中益氣湯瀉金中之土

變見水五症主用子藥病之法圖

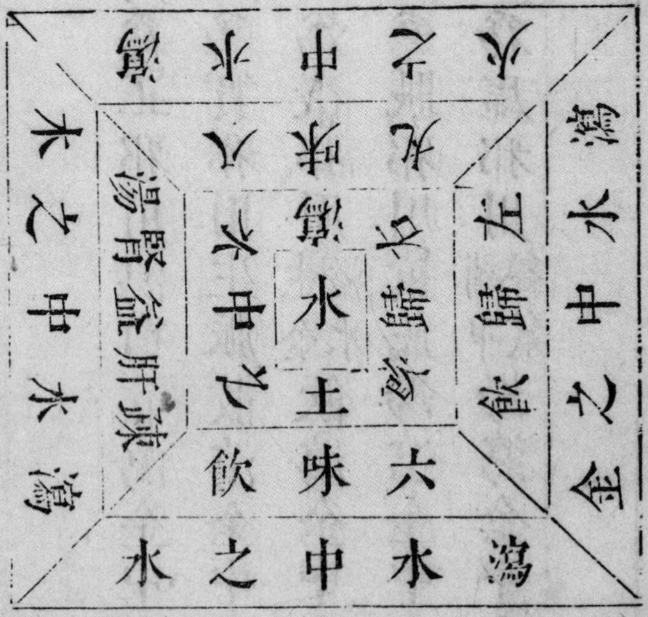

陰

足少陰腎足太陽膀胱水主病變見五症用藥之法

腎膀胱自病爲正邪用六味飲瀉水中之水

之肝病爲實邪用疎肝益腎湯瀉水中之木

之心病爲微邪用八味丸瀉水中之火

之脾病爲賊邪用右歸飲瀉水中之土

之肺病爲虛邪用左歸飲瀉水中之金

命門附

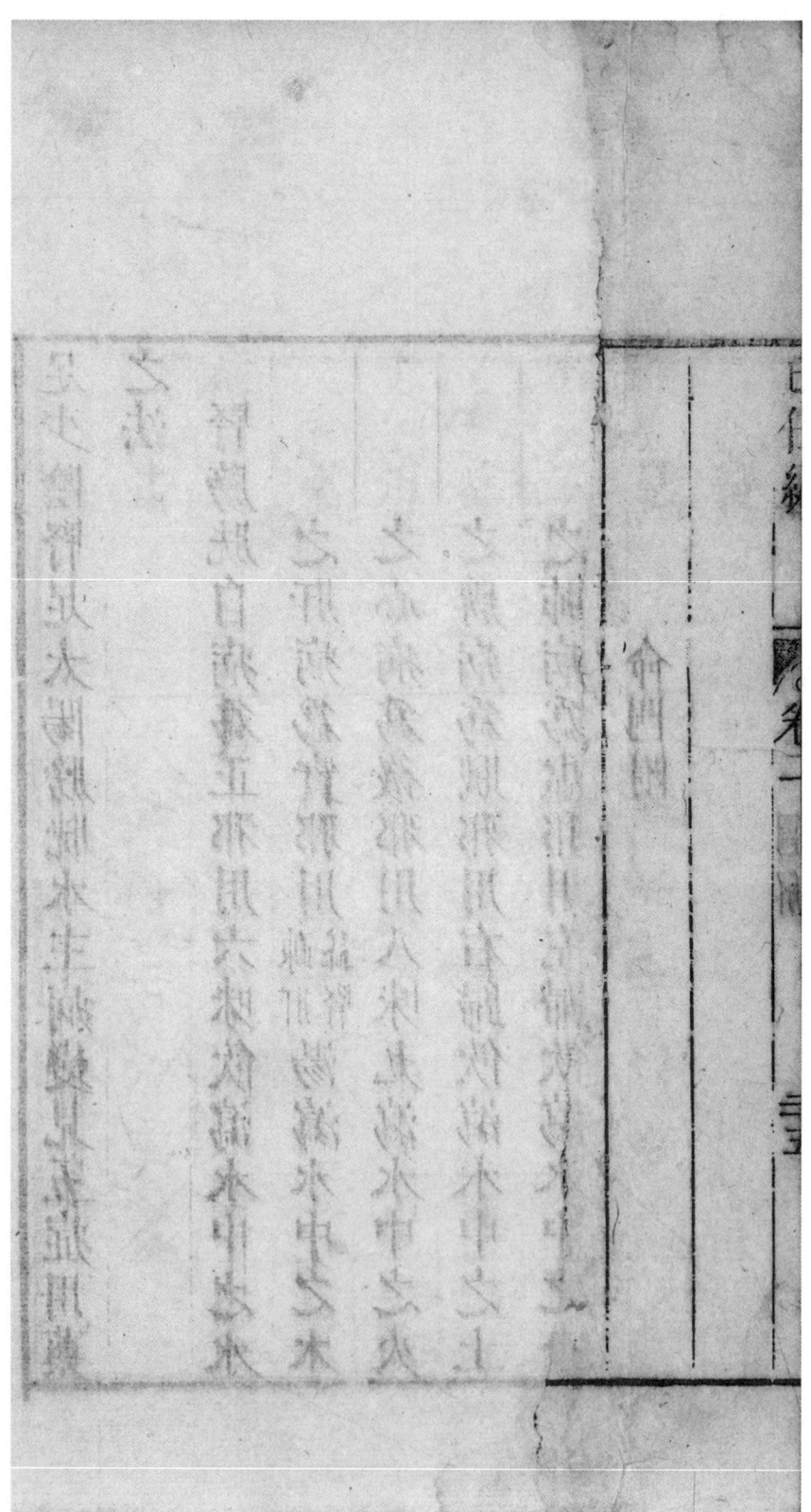

圖解是解從姚于九本鈔附第不知解自何人今特低一字以别之

五行有相生相尅相生者謂金生水水生木木生火火生土土生金是也相尅者謂金尅木木尅土土尅水水尅火火尅金是也凡脈遇相生者吉相尅者凶如心見沉細肝見短濇腎見遲緩肺見洪大脾見弦長皆遇尅也爲鬼賊相侵危症也又如心見緩肝見洪肺見沉脾見濇腎見弦是子來扶母遇我之所生也雖病易瘥至如腎病傳肝肝病傳心之

類此母來抑子病雖不死亦綿延日久矣又我尅者爲妻假如春木脉見脾土是夫得妻脈也妻來乘夫雖非正尅然春中獨見脾脈土乘木衰土乘之則生金來尅木耳若脈見弦緩則本體尚存土雖乘之不足慮也如本脉全無而獨見脾緩之脈爲害必矣脈賦云春得脾而莫療冬見心而莫治夏得肺而難瘥秋得肝亦何疑此即四時休旺以例生尅之義也然人脈之息數出氣爲呼入氣爲吸

一呼一吸、謂之一息、息間脈來四至、或五至、為平和、不大不小、和緩舒暢、此無病之脈也、至於三遲二敗、冷而危也、六數七極、熱甚也、八脫九死、極於十一二至、與夫奄奄兩息一至、則又散而為變也、六數七極、熱也、脈中有力、為有神也、當洩其熱、三遲二敗、寒也、脈中有力、為有神也、當去其寒、若數極遲敗、中不復有力、為無神也、將何所恃耶、可與之決死期矣、說本東垣然脈儘有有力而無神者亦有無力而有神者蓋有神無神非即以有力無力論也如以有力即爲有神無力即爲無神則凡脉之弦勁而勤指者可爲有神而許以生乎脉之和緩而軟弱者可爲無神而斷以死乎恐未必應其口也則何如有餘之症脈須有力而有力之中又貴有神不足之症脈宜無力而無力之中全在有神數語爲扼診家之要也哉

按五圖合爲一圖則五圖一五行也所謂合之則一五行也一圖分作五圖則五圖各具一五行也所謂分之則五行各有五五五二十五也謂之主病者乃各臟腑所主之病如諸風眩掉悉屬於木諸逆衝上悉屬於火之類是也變見五症者乃各藏腑自具之五邪如木之火病則爲木中無火木之水病則爲木中無水之類是也自病自字與主病主字不同主病是統正實微賊虛五邪而言自病則單是正邪與實微賊虛四邪平列爲五而

統於生病之中者也之心病之脾病等之字非由此及彼之謂蓋曰本中的火病木中的上病也上之字與下本中之本等之字同作的字解不作往字解若錯解之字則都無理會一齊差却矣試於上邊之字上加肝胆中心小腸等三字下邊木火土金水等五字換作正邪實邪等十字讀之云肝胆中之心病爲實邪用七味飲瀉木中之實邪心小腸之脾病爲實邪用遠志飲子瀉火中之實邪則圖中之義自明原解於四明二十五方圖中五症變見之義未諦豈因悞解上下兩之字抹却中間一中字耶理則無二言詎一端拔圖索解必求其當用隨所見附解於兹然而生剋循環同原太極則合五圖爲一圖可也即分一圖爲五圖可也圖得攏亦未始分不開分得開又未始圖不攏也而開圖從方便者誰乎其惟會太極動靜之理於一原者乎

二十五方主症

逍遙散

治肝胆兩經鬱火以致脇痛頭眩或胃脘當心而痛或肩胛絆痛或時眼赤痛連及太陽無論六經傷寒但見陽症悉用此方婦人鬱怒傷肝致血妄行赤白淫閉沙淋崩濁等症俱宜此方加減治之易曰風以散之此方是也

柴胡　白芍酒炒　歸身　白术土炒

茯苓各一錢　甘草五分　薑棗引

右方加熟地名黑逍遙散加丹皮山梔名加味逍遙散加人參名柴芍參苓散加大力子川芎丹皮山梔名梔子清肝散加蔓荊子川芎丹皮山梔名當歸川芎散加熟地川芎丹皮鈎藤秦艽名秦艽地黄湯加木瓜米仁熟地川芎山梔胆草名清肝養榮湯

七味飲

治肝經氣虛筋無所養變爲寒症以致筋骨

疼痛脚軟懶行及傷寒服涼藥過多木中無火手足牽引肝經血虛以致火燥筋攣變爲結核瘰癧等症經曰辛以潤之此方是也

熟地　山藥　萸肉　丹皮

茯苓　澤瀉　肉桂

右方加五味名加減八味飲

小柴胡湯

治少陽經傷寒症凡耳聾脇痛口苦眼赤及夏秋六經瘧疾隨症加減

柴胡四分　黃芩一錢五分　人參一錢五分　半夏一錢

甘草炙一錢五分　薑棗引

右方加丹皮山梔名加味小柴胡湯去半夏

加山梔連翹川芎桔梗名柴胡清肝散

左金丸

治肝胆鬱火胸脇痛不可忍酒濕發黃每食

吞酸吐酸如醋浸心酸水噯出口中齒不可

合者

黃連六兩　茱萸一兩湯泡浸半時焙乾

右方一名四金丸爲末粥丸白术陳皮湯下

滋腎生肝飲

治肝火鬱於胃中以致倦怠嗜臥飲食不思口渴咽燥及婦人小便自遺頻數無度凡傷寒後熱已退而見口渴者用之

熟地　山藥　萸肉　丹皮

茯苓　澤瀉　柴胡　當歸

五味　白术　甘草

右方去柴胡白术甘草加生地名益陰地黄

湯去柴胡澤瀉加人參黄芪麥冬廣皮名人參補肺湯

右五方治木之五症

歸脾湯

治心火衰甚不能生土以致土困金敗外兼咳嗽吐痰寒熱往來盜汗急以此方去木香加白芍以治之凡見脾胃衰弱飲食不思大便泄瀉總屬君火不旺所致此補本法也凡各種虛症補中益氣湯所不效者投以此方

若加酒炒白芍北五味子以斂其心氣奏效更神也

歸身　遠志　棗仁炒研　茯神各一錢

木香　人參各五分　黃芪蜜炙　白术土炒各一錢

甘草炙六分半　圓眼去核一錢　薑棗引

右方加丹皮山梔名加味歸脾湯

遠志飲子

治風入大腸傳爲風痢膿血並見但裏急後重而腹不痛者此方主之或加桔梗

遠志　當歸　防風　黃芪

白术　甘草

龍骨丸

治腎氣不足不能上交心火

龍骨煅　骨脂炒研　蠶蛾　五味

茯苓酒洗去鱗膜　蜜丸

導赤散

治心火亢甚小腸鬱結不能通利此方治之

白濁沙淋等症合逍遙散

生地　木通　黄芩或用黄連或用甘草等分

養榮湯

凡屬大虛症勿論其脉與病但服此方諸症悉退此十全大補湯對子也十全大補但分氣血此則五臟皆補無乎不到虛寒甚者常加附子以治之三陰瘧更妙一作陰虛更妙

白芍一錢半　當歸一錢　遠志八分　熟地

五味各七分炒研　肉桂　人參　黄芪各一錢蜜炙

茯苓七分　白朮　陳皮　甘草各一錢炙

右方去遠志五味陳皮加川芎名十全大補湯

薑棗爲引

右五方治火之五症

六君子湯

治脾胃氣虚飲食不進致成痰癖不時咳唾或胃氣虚寒動成嘔惡凡虚癆及諸病後痢後俱當以此方調之

人參　白术　廣皮　半夏

茯苓　甘草

右方去人參白术名二陳湯去半夏茯苓加白芍名益黃散去茯苓白术加山藥熟地名金水六君煎

四君子湯

治脾胃不和飲食不進洩痢虛飽

人參五錢　白术一兩　茯苓一兩　甘草三錢

右方加川芎當歸名加味四君子湯加川芎當歸黃芪柴胡丹皮名益脾清肝散

理中湯

治虛寒胃痛嘔吐不絕泄瀉完穀不化此太陰陽明兩經藥也

人參一錢　白朮一錢炒　乾薑一錢　甘草八分

右方加附子名附子理中湯

建中湯

治肝虛不能生火以致火不能生土用白芍之酸甘草之甘此甲巳化土也再加肉桂補肝之子益土之母以培其生化之原凡脾胃

不和。飲食不進。其外見症。兩脇寒痛。泄痢小腹痛。用此治之

白芍二錢　肉桂七分　甘草一錢

右方加黃芪。名黃芪建中湯

香連丸

治脾胃兩經中濕火傳變。大腸泄痢無度。裏急後重。

黃連二十兩　木香四兩不宜見火　水丸

晚邨批醫貫云。近日香連丸絕非舊法。雜用

消尅瀉下之藥人自爲政亦名香連殺人如
麻眞可痛恨
右五方治土之五症
瀉白散
凡屬肺熱咳嗽皆當加減用之嗽加桔梗百
合痰加貝母渴加知母有食加枳實
桑皮蜜炙二兩 骨皮一兩 甘草五分
右方加人參茯苓青皮陳皮五味知母天冬
名人參平肺散

生脈散
治暑傷元氣汗出過度倦怠嗜臥如有虛熱口渴不思飲食輕者合四子湯重者合補中益氣湯
人參五分　麥冬　五味各三分
右方如無人參以枸杞代之
生金滋水飲
凡傷寒熱退後有易補之陰有難動之陽皆當以此養之其見症或汗後煩躁未除口渴

微熱大便艱澁小便短赤即是又有一種少陽陽明症手足腫痛皆火躁生風風淫末疾不必俟其汗後當即以此方加柴芩與之無不效也。

生地　丹皮　當歸　白芍

人參　麥冬　白朮生用　甘草

薑引

右方去丹皮麥冬加川芎茯苓名八珍湯

黄芪湯

治肺氣大虛湊理不固寒症至矣或小腹隱痛大便不實小便頻數無度經夜不寐盜汗不止命門火衰精滑夢遺此方通治之其盜汗自汗尤爲緊要

黃芪蜜炙　白朮　當歸　遠志蜜炙

棗仁炒研　骨脂　薑棗引

右方去黃芪骨脂加人參熟地甘草名七福飲

補中益氣湯

凡六經內傷外感及暑月勞倦發熱或汗出不止但用本方加白芍一錢痢疾腹痛已除瀉猶未止是脾氣下陷也加酒炒白芍三錢瘧疾發久形體尫羸無論六經皆當加半夏一錢合六君意也即有外感不過加黃芩一錢則又合小柴胡矣凡婦女胎前氣虛以致胎動不安小產崩漏或產後血虛發熱但加酒炒白芍二錢此方凡屬中宮虛損病後失調無不相宜倪氏曰七情內傷脾胃先病治先補土此方

是也

人參三分　黄芪蜜炙五分　白术土炒三分　當歸二分　陳皮二分　柴胡二分　升麻二分　甘草五分

右方加五味薑棗引

右方加白芍五味名調中益氣湯去當歸白术陳皮加白芍五味名人參益氣湯去柴胡加茯苓五味名參芪補脾湯

右五方治金之五症

六味飲

治腎水不足虛火上升消爍眞陰變爲潮熱咳嗽消渴虛勞等症易曰雨以潤之此方是也

熟地　山藥　萸肉　丹皮
茯苓　澤瀉

右方加五味名都氣飲加五味生地柴胡名抑陰地黃丸加五味生地柴胡歸尾去萸肉名滋陰腎氣丸去茯苓澤瀉加川芎當歸川楝子史君子赤茯苓名九味地黃丸

疏肝益腎湯

凡胃脘痛大便燥結者肝血虛也此方主之

逍遙散所不能愈者此方妙

柴胡　白芍　熟地　山藥

萸肉　丹皮　茯苓　澤瀉

右方加歸身棗仁山梔名滋腎清肝飲

八味丸

治命門三焦火衰元陽虛憊變爲泄瀉腹脹

陽痿精寒不育兩膝酸痛腰軟無力兩目昏

花悉以此方治之易曰日以烜之此方是也

附子　肉桂各一兩　熟地八兩　山藥

萸肉各四兩　丹皮　茯苓　澤瀉各三兩

右方加五味鹿茸名十補丸去山藥萸肉丹

皮茯苓加牛膝甘草名鎮陰煎

右歸飲

凡命門虛寒等症八味丸治之不愈者宜服

此方見症已詳八味丸下

附子　肉桂　熟地　枸杞

山藥　萸肉　杜仲　甘草

右方去甘草加當歸鹿膠兔絲即右歸丸

左歸飲

治腎水乾枯虛火上蒸脾胃陰土受虧以致飲食不進大便燥結甚至三陽癃閉將成噎鬲治之於早無不愈也嘗以此方加歸芍治傷寒舌黑唇焦大渴引飲此必服攻伐寒凉之藥過多也此方救之治瘧疾而兼燥症熱重寒輕者此方更妙

熟地　枸杞　山藥　萸肉
茯苓　甘草
右方去茯苓甘草加龜膠鹿膠兔絲牛膝歸
左歸丸
右五方治水之五症

己任編卷二　四明心法中

潛邨楊乘六僭評

高鼓峰先生著　輔仁社諸子共較

方論（即名高氏遺書東莊已述之醫貫批中但此詳於彼故從謝達宸本鈔附）

歸脾湯

治脾經失血少寐發熱盜汗或思慮傷脾不能攝血以致妄行或健忘怔忡驚悸不寐或心脾傷痛嗜臥少食或憂思傷脾血虛發熱或肢體作痛大便不調或女子經候不准晡

熱內熱或瘰癧流注不能消散潰斂

歸身　遠志　棗仁　茯神各一錢

人參五分　黃芪　白朮　龍眼各一錢

甘草二分五厘　木香噓血歸脾全在此味　薑棗引

此方乃嚴用和所造其對症則二陽之病發心脾也葢欲補脾則先補心欲補心則先補肝所謂隔二之治趙氏論之詳矣然往往用之於吐血咳嗽寒熱木香多不合以其香燥反能動肝火而燥津液予每去之而加白芍以追已散之

眞陰頗稱穩當且肺受火刑白朮太燥恐反助嗽得芍藥之陰以爲佐亦是妙於配合如肺腎受傷再加麥冬五味肝腎受傷則芍藥更爲有益如從怫鬱而起則加柴胡丹皮山梔如非二陽之病至怔忡則去木香加枸杞麥冬五味之屬如夢遺則加五味熟地白芍牡礪之屬如怔忡而實挾包絡一種有餘之火兼痰者則加黃連生地貝母之類以清之夢遺而挾相火者加黃栢知母麥冬以淸之惟脾虛久瀉而不止者

方茴木香以醒脾脾虛而挾寒者雖肉果桂附等類皆可加也陽虛盜汗脉四至以內奄奄不起惺惺不寐此方亦是對症要藥亦可變爲養榮加減

甘露飲

治大人小兒胸中客熱牙宣口氣齒齦腫爛時出膿血目瞼垂重常欲合閉或即饑煩不欲飲食及目赤腫痛不任涼藥口舌生瘡咽喉腫痛瘡疹已發皆可服之又治脾胃受濕

瘀熱在裏或醉飽房勞濕熱相搏致生疸病身目皆黃肢體微腫胸滿氣短大便不調小便黃澁或時身熱並皆治之

生地　熟地　天冬　麥冬

黃芩　石斛　枳殼　茵陳

枇杷葉　甘草等分

小甘露飲

治脾勞實熱身體面目悉黃舌乾咽喉腫痛。

山梔　黃芩　生地　升麻

桔梗　茵陳　石斛　甘草炙　各等分

此方創自潔古老人丹溪以爲此心肺胃三部藥也主治胸中客熱口臭齒爛心煩咽瘡等症許學士又去門冬加犀角主治與上畧同別加赤眼并一切瘡瘍已散未散皆可治之然小甘露去熟地二冬者以手陽明與腎無相關之勢故加桔梗使與裏合治胃則以腎爲關故加熟地二冬也按此方以固本丸爲主而加入他藥原因胃中濕熱下流歸坎與水源溷淆故見症

如此而當日立方之意實從救腎起見清胃者自清胃而救原者仍救原丹溪止言心肺胃猶未是全論予每於肝經有鬱火者亦以此方加丹皮山梔去石斛甘草枇杷葉亦無不應驗則知水木同原之義若原有胃火而又挾肝木之勢者竟以原方不減而但加丹皮山梔等味亦無不效也丹溪言肺最妙然必須列症中云大便乾燥纔合手是陽明兩經之藥耳至一變而爲小甘露去枇杷葉熟地二冬枳殼而加升麻

桔梗梔子則手陽明實症通治之義全見矣火盛渴甚者加知母走馬疳而急者加石膏黃連火蝕既久元氣虛者加人參眞胃中燥火之神劑也

清脾飲

治癉瘧脈弦數但熱不寒或熱多寒少膈滿不食口苦舌乾煩渴小便黃赤大便不利

青皮炒　厚朴薑製　草果各八分　柴胡一錢半

黃芩八分　半夏　茯苓各一錢半　白朮八分炒黃

甘草炙五分　薑引五片

此嚴用和所造治瘧方也治瘧多方俱不得要惟此方爲中正予每用此加減無不愈者葢瘧發寒熱原屬少陽半表半裏故必以小柴胡爲君青皮以解脈之弦數厚朴以寬胃中之積滯草果以化痰消壅苓术以實脾土此二味乃補正之義緣瘧固由外感然必内傷而後外感焉此東垣之微旨也嚴氏立方最爲的當但竟由飲食起者予每以蒼术易白术加陳皮以合

平胃之意熱多寒少者稍加黃連滑石寒多熱少者稍加前胡以發其鬱熱無不應手而驗能審此而消息之何至遷延久病困苦天下人哉若悞服湯藥病久者不可執此爲不易之法是在學者神明之耳如服寒藥而致胃傷者須以人參養胃湯養之服熱藥多者仍以小柴胡湯多加黃連丹皮生地以解之久而虛者補中益氣以救之發於夜者四物湯益母草飲一名香紅飲以濟之用法雖殊然小柴胡之旨不可脫也

六味地黃丸

治腎經不足發熱作渴小便淋閉氣壅痰嗽頭目眩暈眼花耳聾咽燥舌痛齒牙不固腰腿痿軟自汗盜汗便血諸血失音水泛爲痰血虛發熱等症其功不能盡述

熟地八兩　山藥　萸肉各四兩　丹皮

茯苓　澤瀉各三兩

張仲景立八味丸治漢元帝三陰瘧至宋時錢仲陽始去桂附變而爲六味以治小兒蓋以小

兒純陽無補陽之法倘或先天不足行遲脚軟陰虛發熱則用六味以補之此仲陽變法也乃薛氏則因此悟到大方亦當以此補陰而丹溪之補陰丸始廢然其方雖列於醫案中而未嘗發明其爲救陰之的劑也至趙氏始大闡薛氏用此方之意而以爲聖方神劑又不止治陰虛發熱之一法觸處旁通無不立應而學者始善於用六味矣然浙東惟四明醫家承受趙氏之學者多爲善於用浙西惟張卿子亦稍用之治

及三吳不能解也。即讀趙氏書者。亦瞢然不覺。然趙氏加減之法甚嚴。又非薛氏之意矣。今錄兩家加減之法於後。并附愚意。惟學者擇之。薛氏治婦女鬱怒傷肝脾。以致小便淋瀝不利。月經不調。兩脇脹悶。小腹作痛。寒熱往來。胸乳作痛。左關弦洪。右關弦數。此鬱怒傷肝脾血虛氣滯爲患。則變爲滋腎生肝飲。

熟地　山藥　萸肉　丹皮

茯苓　澤瀉　五味　當歸

柴胡　白术　甘草

原用六味雙對減半分兩而加柴胡白术甘草當歸五味合逍遥而去白芍加五味者合都氣意也以生肝故去白芍而留白术甘草以補脾補脾者生金以制木也以制爲生天地自然之序也

又一變而爲滋陰腎氣丸治目神水寬大漸散或如霧露中行漸睹空中有黑花視物二體久則光不收及内障神水淡白色

熟地　山藥　丹皮　茯苓

澤瀉　生地　歸尾　柴胡（應加五味子）

右爲丸辰砂爲衣每服十丸白滚湯下

獨去山萸肉而加柴胡生地歸尾五味仍合逍遙都氣肝腎同治然用歸尾生地者行瘀滯也柴胡者疎木氣也去白芍者恐妨於行之疎之也名滋陰者厥陰也皆用五味者雖合都氣然實防木之反尅瀉丁之義也去萸肉者不欲強木也

又一變而爲人參補肺湯治腎水不足虛火上炎咳唾膿血發熱作渴小便不調

熟地　山藥　萸肉　丹皮

茯苓　人參　麥冬　五味

當歸　黃芪蜜炙　白术　陳皮

甘草蜜炙　薑引

其義愈變化無窮真游龍戲水之妙也去澤瀉而加參芪歸术麥冬五味陳皮甘草夫白术之與六味其化相反焉得合之曰從合生脈來則

有自然相通之義借茯苓以合五味異功之妙用歸芪以合養血之奇其不用澤瀉者蓋爲發熱作渴小便不調則無再竭之理理無再竭便當急生生脈之所由來也既當生脉則異功可以轉入矣且水生高原氣化能出肺氣將敗故作渴不調此所以急去澤瀉而生金滋水復崇土以生金也薛氏苦心可不知哉

又一變而爲加味地黄丸又名抑陰地黄丸以治肝腎陰虚諸症或耳内癢痛由水或眼昏痰

喘或熱渴便澁等症

熟地　山藥　萸肉　丹皮

茯苓　澤瀉　柴胡　生地

五味

加生地柴胡五味復等其分眞愈出愈奇矣柴胡從逍遙來生地從固本來五味仍合都氣其曰耳內痒痛出水或眼昏痰喘或熱渴便澁而總以肝腎陰虛則知其陰虛半由火鬱而致也故用柴胡以疏之鬱火非生地不能涼故用生

地用五味者仍瀉丁以補金補金以生水也曰抑陰爲鬱火太盛非疏不可疏之所以抑之生地涼血便有瀉義瀉之所以抑之也

又一變而爲九味地黄丸以治腎疳

熟地　山藥　萸肉　丹皮

川芎　當歸　赤茯苓　川楝子

史君子

右丸空心溫酒下

以赤茯苓換白茯苓而加川芎當歸川楝子史

君子盡是直瀉厥陰之藥仍是肝腎同治之法緣諸痢必有蟲皆風木之所化是肝有可伐之理但伐其子必傷其母故用六味以補其母去澤瀉者腎不宜再洩也

又一變而為益陰腎氣丸以治諸臟虛損發熱晡熱潮熱盜汗或寒熱往來五心煩熱或口乾作渴月經不調或筋骨酸倦飲食少思或頭目不清痰氣上壅咳嗽晡甚胸膈痞悶或小便赤數兩足熱痛或腳足痿軟肢體作痛等症此壯

水之主以制陽光之劑也。

熟地自製杵膏　山藥　萸肉　丹皮

茯苓　澤瀉　五味　當歸

生地酒拌杵膏

右爲末入二膏加煉蜜丸桐子大硃砂爲衣

每服五十丸空心淡鹽湯下。

加五味子仍合都氣當歸生地二味則從四物湯來何也其列症有發熱晡熱潮熱肝血虧矣。焉可再以柴胡疏之哉最妙在胸膈痞悶一句緣此症之闕是肝胆燥火閉伏胃中非當歸芍地合用何以清胃中之火而生胃中之陰哉蓋一用柴胡便爲逍遥入肝胆不能走胃陰矣一用柴胡一去柴胡流濕就燥之義判若天淵微乎微乎

至趙氏則以爲六味加減須嚴其善用六味雖是薛氏啟其悟端而以上變化概未透其根柢故盡廢而不敢用見其合當歸柴胡而去白芍則反用白芍名疏肝益腎此則其聰明也乃謂

白术與六味水土相反而禁用初謂其立論高簡立法嚴密後細參薛氏畢竟薛氏博大而趙氏拘淺薛氏諸變法似乎寬活而其實嚴密學者善悟其妙而以意通之大概以肝腎為主而旁救脾肺脾肺安頓則君相二火不必提起自然帖伏矣

附東莊逍遙散論

以加味逍遙散六味丸治鬱自薛長洲始也然長洲之法實得之丹溪越鞠之芎藭即逍遙之歸芍也越鞠之蒼术即逍遙之白术也越鞠之神麯即逍遙之陳皮也越鞠之香附即逍遙之柴胡也越鞠之梔子即逍遙之加

味也但越鞠燥而遂遂則和矣越鞠燥而遂遂則潤矣此則青蒿於藍後來居上亦從古作述之大凡如東垣之補中益氣比枳术萬全無弊矣然豈可謂枳术之謬而禁不用哉

## 歸脾湯論

歸脾湯乃宋嚴用和所創以治二陽之病發心脾者也原方止人參白术黄芪茯神甘草木香圓眼肉棗仁薑棗薛新甫加遠志當歸於本方以治血虚又加丹皮梔子爲加味以治血熱而陽生陰長之理乃備隨手變化通於各症無不神應曰歸脾者從肝補心從心補脾率所生所藏而從所統所謂隔二之治蓋是血藥非氣藥也後人見薛氏得力亦漫渨效用之而不解其說妄爲加減盡失其義即有稍知者亦止謂治血從脾儱侗燥健之說雜入溫中劫陰之藥而嚴薛二家之旨益晦四明高鼓峰熟於趙氏之論而獨悟其微謂木香一味本以嘘血歸經然以其香燥反

動肝火而乾津液故其用每去木香而加芍藥以追已散之氣陰且肺受火刑白朮燥烈恐助咳嗽得芍藥以爲佐則太陰爲養榮之用又配合黄芪建中龍性乃馴雖脾虛泄瀉者方留木香以醒脾脾虛挾寒者方加桂附以通其陰之陽而外此皆出入於心肝脾三經甘平清潤之藥濟生之法始無蹈義古人復起不易其説矣

補中益氣湯論

東垣此方原爲感症中有内傷一種故立此方以補傷寒書之所未及非補虛方也今感症家多不敢用而以爲調理補虛服食之藥則謬矣調理補虛乃通其義而轉用者耳

六味丸論

此純陰重味潤下之方也純陰腎之氣重味腎之質潤下腎之性非此不能使水歸其壑其中只熟地一味爲本藏之主然遇氣藥則運用於上遇血藥則流走於經不能制其一

綫入腎也故以五者佐之山藥陰金也坎中之良堅凝生金故入手太陰能潤皮膚水發高原導水必自山山藥堅少腹之土與水之原也水土一氣鎮達臍下山茱萸陰木也肝腎同位乎下借其酸澁以斂泛溢水火升降必由金木爲道路故與山藥爲左右降下之主以制其旁軼二者不相離觀李東垣用二味於他方可悟也丹皮本手足少陰之藥能降心火達於膀胱水火對居瀉南即益北而又有茯苓之淡泄以降陽澤瀉之鹹泄以降陰疏瀹決排使無不就下入海之水此制方之微旨也仲景原方以此六者駕馭桂附以收固腎中之陽至宋錢仲陽治小兒行遲齒遲脚軟顖開陰虛發熱諸病皆屬腎虛而小兒稚陽純氣無補陽之法乃用此方去桂附用之應手神效開聾瞶而濟夭枉明薛新甫因之悟大方陰虛火動用丹溪補陰法不驗者以此代之立應自此以來爲補陰之神方

矣趙氏得力於薛氏醫案而益闡其義觸處旁通外邪雜病無不貫攝而六味之用始盡矣

八味丸用茯苓澤瀉論

辛甘發散爲陽酸苦涌泄爲陰清陽出上竅濁陰走五臟製方之原也此方主治在化元取潤下之性補下治下制以急茯苓澤瀉之滲瀉正所以急之使直達於下也腎陰失守煬燎於上欲納之復歸於宅非借降泄之勢不能收攝寧靜故用茯苓之淡泄以降陰中之陽用澤瀉之鹹瀉以降陰中之陰猶之補中益氣湯用柴胡以升陽中之陰用升麻以升陽中之陽也升降者天地之氣交知仲景之茯苓澤瀉即東垣之升麻柴胡則可與言立方之指矣

八味丸用附子肉桂論

此方主用之味爲桂附即坎卦之一陽畫也非此則不成坎矣附雖三焦命門之藥而辛

熱純陽通行諸經走而不守桂爲少陰之藥宣通血脈性亦竄發二者皆難控制必得六者純陰厚味潤下之品以爲之嚮導而後能納之九淵而無震蕩之虞今人不明此義直以桂附爲腎陽之定藥離法任意而雜用之酷烈中上爍涸三陰爲禍非尠也或曰仲景治少陰傷寒用附者十之五非專爲保益腎陽耶然仲景爲寒邪直中陰經非辛熱不能驅之使出附子爲三焦命門辛熱之味故用以攻本經之寒邪意在通行不在補守故太陰之理中厥陰之烏梅以至太陽之乾薑芍藥桂枝甘草陽明之四逆無所不通未嘗專泥腎經也唯八味丸爲少陰主方故亦名腎氣列於金匱不入傷寒論中正唯八味之附乃補腎也桂逢陽藥即爲汗散逢血藥即爲溫行逢泄藥即爲滲利與腎更疎亦必八味丸之桂乃補腎也故曰當論方不當論藥當就方以論藥不當執藥以論方

## 藥論 卽名學醫隨筆從蕭顯臣本鈔附

昆布本是綸布綸音關誤綸爲昆故呼昆布東垣肥氣痞氣用之大抵千金有破積聚之語讀廣濟方有治膀胱結氣急宜下氣用昆布下調和製作菜食極能下氣然則昆布乃太陽正藥與繆氏云鹹能軟堅其性潤下寒能治熱散結故主十二種水腫癭瘤聚結癭瘡是又三陽並用者然五方獨於肥氣丸及加減痞氣丸用昆布其餘皆不用是又因其滑能破積血也

廣茂即莪朮凡行氣破血消積散結皆用之屬足厥陰肝經氣分藥大破氣中之血氣血不足者服之爲禍不淺好古言孫尚藥用治氣短不能接續此短字乃是胃中爲積所壅舒氣不長似不能接續非中氣虚短不能接續也若不足之短而用此寧不殺人又言其入氣藥能發諸香是又能入陽明也

川烏辛溫大毒性輕疎溫脾去風寒用附子風用烏頭能隨諸藥爲佐使功同附子而稍緩海

藏云補命門不足肝氣虛

巴荳一名剛子一名走陽子出巴蜀而形如荳故名辛溫有毒腸胃藥也東璧言氣熱味辛生猛熱緩能吐能下能止能行可升可降峻用則有戡亂劫病之功微用亦有撫緩調中之妙惟畏大黄黄連而前人治積方往往同用是即撫綏調中之謂與又爲咽喉要藥取其辛能散結猛烈之氣能劫痰而開通道路也先大夫言大黄夫積水蕩之也巴荳去積火燎之也非氣實

者不可妄用用之須去心皮熬令黃黑搗膏入藥殼與油皆可用以治病新者佳

皂莢即皂角維垔烏犀懸刀皆其名也辛鹹溫有小毒手太陰陽明經氣分藥海藏云入厥陰經氣分以其能利上竅通二便有疏泄之義也故又言搜肝風瀉肝氣然海藏本南陽正陽散內用皂角引入厥陰故有此說東璧言皂角屬金其味辛其性燥金勝木燥勝風故兼入足厥陰也按正陽散活人止言治陰毒傷寒云云列

症不及囊縮、卽海藏引用厥陰例方云活人論厥陰藥、並見陰症論、並不以正陽治囊縮也再考活人囊縮問答條中、又不及正陽散、然則海藏舉正陽散爲厥陰例、何所見也海藏論厥陰煩滿囊縮、只曰宜溫之下之、亦不及正陽散、至王損菴論囊縮論首載扁鵲孫眞人次活人次海藏而序方則止正陽回陽二方確以正陽爲治囊縮之的方矣亦不知何所見也豈因海藏以正陽屬厥陰而囊縮是厥陰中之一症便以之通治與又十八問陰症內列四方亦不及正陽獨二十問手足厥冷臍腹築冷一條爲一見又言脉一息七至以來炙關元二三百壯兼服正陽散爲二見活人本以囊縮爲厥陰死症仲景原無治法故但言遂以意尋比放倣治而究不列方也於是來陽伯徐春沂輩亦不復有所更定叅論而但屬之陰毒下耳海藏引屬厥陰大抵以陰毒者謂陰氣獨盛陽氣暴絶則爲陰毒三陰皆有之但書列正陽所治有面青張口

出氣、心下硬、身不熱、只額上有汗、煩渴不止、舌黑、多睡、四肢俱冷等症、是厥陰爲多、故列於厥陰門、遂於湯液中有正陽散內用皂角引入厥陰之說也

正陽散

附子　乾薑　麝香　皂角

甘草

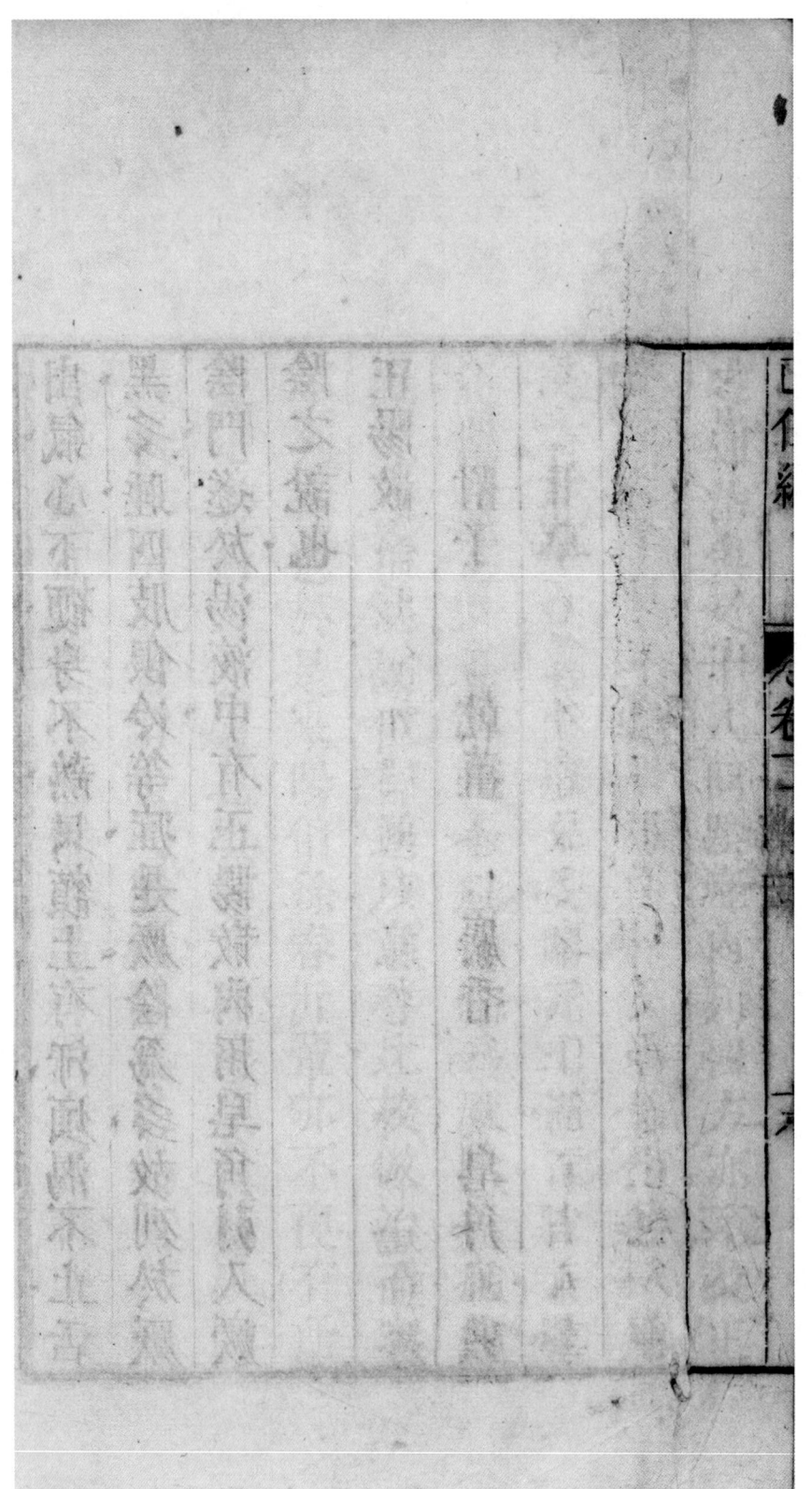

# 己任編卷三　四明心法下

潛郡楊乘六僭評
高鼓峰先生著
輔仁社諸子共較

## 中風

中風之病形何如。曰：眞中風者，其病不過在經絡。經絡之氣爲風所逐，則氣逆行。氣逆行，則臟腑之氣血不能外達，故多卒然仆倒，不省人事。感輕者半身不遂，口眼歪斜，及經而止也。類中風者，其風自內出。景岳故以匪風名之。東莊云：小兒慢驚慢脾，皆此義。但治法不同耳七情縱恣六淫外侵真陰不守久之水衰火盛風從火出離其故宮飛揚飄逐卒然仆倒故其人兩腎腰膀間及臍下必冰冷如鐵蓋別病必他臟先病緩緩窮到腎經五臟相傷窮必及腎也然由腎經先病以及他臟者亦多惟中風竟是腎經與命門無形之水火自病故一病竟絕也當其發病之際必有一股虛氣從兩腎中間上夾脊穿崑崙過泥丸直到命門命門爲三陰三陽聚處此股氣一衝三陰三陽之氣亦突然而散遂外不省人事而

在內臟腑之氣亦隨之而去臟腑之氣既去而手撒眼合（亦有開而直視者）遺尿聲鼾口開等症又相隨而來矣此命門即素問至陰之根結於命門乃兩腎之上下左右各相去一寸其中間便是丹家之元神也（命門之義景岳類經三焦辨并呂批鄞鄮形景圖最詳）此股虛氣是即所謂無形之火也緣無形之水虛不能守遂化作冷風騰空而去

真中風者小續命湯其人形體實無類中風症卒然仆倒者北方有之江南少見（北方風厲而臟腑經絡剛

厚南方風溫而臟腑經絡柔薄故北多眞而南多類其治過不同也然其間亦有互見者非謂南必無眞北必無類也特治法宜稍變耳四明於北方曰有之于江南曰少見語意甚圓總當因人以施治不必域地以論症也其有形體似剛厚而若見一兩種類中脉症者亦是形盛氣衰也愼勿悞治類中風者乃大虛也其症卒然仆倒眼合口角喎斜手撒遺尿大抵見一種猶可數種俱見不治尤當急以手按其少腹冰冷如石者當急灸氣海穴在臍下一寸五分并用蒸臍法薛氏治寒淫於內治宜辛熱而神脫脈絕藥不能下者急炒鹽艾附子熱熨臍腹以散寒回陽又以口氣補接其氣又以附子作餅熱貼臍間時許神氣少甦四脈明所謂蒸臍法大畧如此附錄以備參用

必二三至濶大虛軟如棉花急煎人參一二兩附子一兩或有生者初發時可救遲則無及矣俟其勢定方用人參五錢黃芪二兩附子五錢不數飲之但覺臍下溫和手足運動口眼能動是矣待飲食如常二便如故大劑補中益氣湯加附子三錢吞八味丸至兩許其有頭目眩暈難開開即見居室百物俱倒轉胸中漾漾惡心欲吐即類中風之漸也急須節飲食戒七情遠房事以預防之治法同上但不必灸藥物足矣服藥預防當察其脉如兩尺虛衰者六味八味等丸培補肝腎

寸關虛弱者六君十全等劑調補脾肺纔有補益若服搜風順氣及清氣化痰等藥適所以招風取中也

小續命湯

麻黃去節 桂枝一作肉桂 杏仁各一兩去皮尖炒 防風五分

防已 川芎 白芍 黃芩去腐

人參各一兩去芦 附子五分炮去皮臍 甘草一兩炙

## 傷寒

傷寒之病形何如曰傷寒初感入於皮毛玄府壅塞氣不得舒無所發泄故臟腑之氣亦拂鬱而生熱也其所爲傳裏者肌肉不能傳也肌肉之中有所爲絡筋經筋皆內達臟腑臟腑之氣血由此而滲潤於肌肉是即井滎俞經原合之筋脉也故邪氣由皮毛而肌肉由肌肉而經絡而傳入臟腑（經絡臟腑相傳序次具見診法中）是爲表傳裏也又素問中循經傳者緣足三陽經從頭走足以

其相竝而行故傳亦易而循次也其有越經傳者是井滎俞經原合互相交錯之處值一經虛者邪乘之而還也素問所言者常也越經者變也至於由經絡而臟腑如陽明病目痛惡寒身熱鼻乾不得眠此陽明胃經病也傷寒書所謂陽明表症也已後潮熱自汗譫語發渴痞滿燥實大便堅硬者邪毒傳入胃中胃必大熱津液悉燥胃陰枯而少潤澤之態此書中所謂正陽明腑病也舉此而三陽可類推矣

所謂直入陰經者乃心肝脾肺腎臟之經受肅殺嚴寒之氣由肌肉間之經絡直逼臟中或心或肝或脾或肺或腎冰冷如鐵氣不能通便成陰症也此時急以熱藥依經通之漸漸溫熱使臟中熱氣得通於肌肉間之經絡也舉此而三陰可類推矣東莊云陰症者寒邪直入三陰之經以三陽主氣衰無熱拒寒故也三陰各有分症今人却以房勞後得病不分陰陽脉症輙命曰陰症致令病家諱言惡聞此二字亦可笑矣房勞得病乃挾傷寒本症及傳變慮感有陰有陽非必爲陰也各症極多看準繩自知之此不能備述也

麻黃湯亦有用之于陽明表
症者論以陽明病脉浮无汗
而喘者是也彼筆當未之見而
但云太陽症耶　至人內火盛在
經之一病即見口渴津液易乾便
宜盤以涼潵之品如黃芩花粉
之類雖非太陽主症太陽病亦
當之之

內傷二字當着眼是从出本旨
故如用補中益氣湯六味八味生
脉散等方若邪氣盛而病氣
又实者不幾犯实之之戒耶

傷寒一法惟太陽症用麻黃湯發表一涉口渴則非太陽症矣緣太陽經絡行身之背故有項強頭痛方是表症餘則與表無涉麻黃發表等藥所當禁忌也潔古之九味羗活湯與雙解散俱可廢而不錄今與傷寒絶無雖發于嚴寒亦當作內傷治況不發于肅殺之令乎予立五法以治內傷而熱症無餘義矣原汗乃胃中津液也故傷寒書中最要緊關頭在存津液三字至熱鬱于內則津液亡矣何以能助其汗乎

胃中湿執薰蒸舌胎多黄法
当兼清阳明補中湯未见合宜
又黄胎一症恰见于阳明正病阳
明禁汗若反之是犯禁矣白术
性燥雖能去湿未免劫津又非阳
明实所宜

一驗其舌胎白如刺此肺病也生脉散加生地白芍當歸黃芪甘草柴胡黃芩以生金滋水

一舌胎黑滑此腎氣淩心用八味飲黑燥用六味飲以救腎陰

一舌黃胎補中益氣湯加黃芩或黃連以補土生金如有食去黃芪加厚朴白朮不可去且發其汗縱有食不顧也

一舌覺轉動不活防其卷也逍遥散加黃芩丹皮生地以滋水生肝

一舌鮮紅此心經病也六味飲合生脉散以滋水清火

凡內傷外感寒熱之分皆從舌胎顏色為準如黑而滑者乃腎氣凌心用八味飲如枯黑不潤澤者用六味飲其人必兩顴游紅一劑戰而汗愈如白而加黃黃而加黑此腎凌脾須治中宮如補中益氣之類腎乃北方玄武之色故屬黑且火位之下水氣承之水來救母若此時瀉火火無從瀉助子以救母則俛未有不復者也亢

既云火症自有承氣証方在

則害承乃制其理昭然如是灰色指甲刮下無渣汁者方是火症乃苓連之對症也若腎氣凌心而用苓連則舌上現出人字紋必死黑而不滑則腎水枯乾當急救其陰也凡烈焰近炙則燔手漸高則愈冷緣冷氣乃火逼所致熱病之舌黑即此理也

太陽行身之表是身之背也三陰行身之裏是身之前也少陽則半表半裏譬如該補中宮而邪熱未除補中益氣湯合小柴胡以治其少陽

此條本爲火鬱症設必見一二症方合用之

洪數見偏の亦兼肥梅之必見力而黑

是半表半裏也

傷寒治法不論四時六經但見發熱三四日俱當以逍遥散與之四時六經似無一方統治之理然外傷寒而內發熱以火爲寒邪所鬱也既爲火鬱則逍遥自可以統治矣景岳六柴胡飲亦是此義如兼食者合小柴胡湯合小柴胡則六君全矣可兼助脾而消食矣然此是兼食而未以救經發表者如經發表多者竟用逍遥散加熟地其陰

如發熱至八九日外舌必黑而燥可知然亦有但燥而不黑者脉必洪數無倫竟用人參一二兩熟地一二兩甚者加煨薑三片此症若悞投白虎則陽無所附而立斃矣治法備志載一感症

脈果牢实承气為捷

悮服白虎以致身如燔炙冲關三五尺許視者不能近身緣眞陽無所依附此欲脫之機也若再不進參附等劑勢必至夜半汗止而斃矣遽用人參一兩炮薑三錢附子錢半熟地二兩歸芍各三錢炙甘草一錢薑棗爲引一劑而人事甦以漸調理而安附錄以爲肆用寒凉者戒

兼食者面必擁熱通紅氣粗脉必牢實神思昏沉胸前按之必微痛滿舌必有黃胎且必兼厚而燥視其微甚用逍遙散加熟地自四五錢可用至一二兩此就已經發表者言蓋發表既多則津液乾枯宿物燥結而不能出故必重用熟地使陰血下潤則大便自通宿食自下也如經攻裏多者輕則四君子湯加歸芍或補中益氣湯大劑與之甚者竟用人參

必須審何症何經合用何湯未可概以前胡逍遙與之也

脇痛耳聾爲少陽症當從[illegible]矣

一兩附子三錢煨薑三片以發其汗下多則亡陽故用參附以回其陽陽回而汗自作矣然後用四子湯加歸芍調理。

凡十一二月傷寒或從畏寒而起者此即感也屬表症前胡湯主之二劑後不應當以小柴胡湯加枳桔與之如二劑後再不應仍用逍遙散繼之無不愈也

凡發熱覺脇痛耳聾口乾舌黑此屬邪不清也逍遙散加丹皮生地酒連二三劑如不應即屬火燥疎肝益腎湯或歸脾湯加柴胡白芍已燥不宜

發表攻裡一段四明一片救世婆心全在此不得以養勉識之

再燥須去木香并用米飲泡蒸白朮為妙有熱甚而痛及手足頭面似覺腫起竟有瘰塊如頋者此火燥生風風淫末疾也滋腎清肝飲加熟地一倍為主禁用寒涼藥四明治徐彥為子及江仲璉兩案俱是此症須參之

凡大便硬者除合仲景痞滿燥實堅症方可議承氣湯然世甚少太陽症今治傷寒用前法尚有痞滿燥實堅症乎且勿論其是太陽非真太陽如遇粗工發表攻裏過當以致真陰耗竭燥結不出者一味養氣補陰宿物自下陰枯便燥則補陰自

可濡潤矣而必兼養氣者以推送無力也須安慰病人勿急於攻下、守至數日自可奏效也奏效雖遲而實穩當的是仲景功臣或有一種不能便而能食者推陳致新倉廩盈溢自能通利不便無憂四明之治吳弁玉是也有不便而不食者粗工必主便則邪去而爲淸纔能思食矣醫所見本只如是予獨曰不然必須先養胃以助正助正以去邪如養未到邪不卽去不食不妨也凡傷寒復發世皆作有餘治必曰因食而起殊不知有餘不盡之毒留滯陽明胃經也蓋緣戰汗後氣血虧損之甚即以補陰得汗力只及七八分便住表既得解便能清爽其不盡者復歸陽明加以一二日之飲食與邪相蒸復騰騰而作熱矣曰治之當何如曰舍補正無由也當此之時大汗一出元氣驟虛飲食入胃生化遲緩於是所畱之邪與新入之物合而爲熱如依時師再用攻邪則元氣復虛熱邪益熾索然而死矣惟以大劑當歸六君子湯投之縱有病愈增而熱愈甚者乃是邪與食爲元氣所攻發將出

之候也守不出三日復戰而汗解矣若用芩連退邪枳朴消食必死何疑或曰汗至七八分而餘邪何以復歸陽明曰胃主肌肉而元氣薄故也如元氣厚者無此病也如畱泊肌肉筋骨則爲餘毒治法亦先補正

凡直中三陰者理中真武四逆等類辨症用之如夏月坐涼亭水閣高堂大廈中亦能中寒附子理中湯不可泥於盛夏而禁用熱藥也亦有寒中厥陰少陰者當分經治之

戴陽者兩顴淺紅必遊移無定處不盡面通紅或煩躁發狂欲飲水坐臥泥水中此陰盛格陽也大劑八味飲或參附湯人參熟地可用至一二兩附子可用至三五錢如認作白虎症治立死此症與後白虎症最易混淆一或悞投生死立判辨晰宜精細也

中暑者面部通紅紫脹眼白必黃更以口渴辨之凡中暑口必渴面赤氣粗發躁狂亂審知陽明的確方可投白虎

前胡湯

前胡　柴胡　紫蘇　桔梗

陳皮　半夏　白芷　甘草

薑棗爲引有食加枳實

承氣湯

大黃五錢　芒硝四錢　厚朴炒二錢　枳實炒一錢

右方去芒硝名小承氣湯去厚朴枳實加甘草名調胃承氣湯

眞武湯

附子一錢五分　白芍炒　茯苓各三錢　白朮二錢

生薑三錢

四逆湯

附子三錢　乾薑一錢五分　甘草一錢五分

右方倍乾薑名白通湯

參附湯

人參　附子

右方去人參加黄芪名芪附湯

白虎湯

石膏五錢　知母三錢　粳米一撮　甘草一錢

右方加人參名人參白虎湯

## 瘧疾

瘧疾之病形何如。曰：瘧之爲病，非經非絡，非臟非腑，乃夏月汗出太多，肌表空疎，外感暑邪，直入臟腑募原之間，待收藏二令一行，玄府閉密，則所藏之邪無以泄其怒，而寒熱作矣。然其寒也，乃內熱將作，火衝其氣，故凜凜而寒，非眞冷也，故不得以熱藥治之也。然素問分六經瘧，豈募原足以盡之與。曰：非是之謂也。凡臟與臟府與腑，或臟與腑彼此相接之處，中間蓋有虛界之募原而虛界中復有剛柔筋脉其爲某臟之筋便爲某臟之病譬如胃與小腸相近而邪入於胃與小腸之虛界而彼筋脉屬胃則爲陽明經瘧也又如肝與脾相近而邪入於肝脾之虛界而筋脉或屬脾便爲太陰經瘧矣究之臟腑雖病皆因募原之氣遷移也至於每日間二日者瘧之衛氣日行一週歷五臟十二經之界分每一界分必有其舍營衛之有舍猶行舍有隨人之有傳舍也經絡浮沉內薄之外邪故與日行之衛氣相集

則病作離則病休也間日間二日者由其募原之遠近也瘧疾一症前人雖備言之然於夏傷於暑秋必病瘧經旨殊未透闢也四明論本邯鄲而益闡其義始知向來醫家秖於臟腑經絡中求之直是隔靴搔痒耳曰古人言無痰不成瘧信乎曰痰之所爲非熱不生今病人飲食入胃而每日發熱則脾不能守其靜化一味外邪熱化煎熬并飲食而化爲痰邪矣此言因瘧以生痰也其有先傷飲食而痰熱內作復挾外感之暑邪變而爲瘧者有之矣此則由痰而作瘧也然必內傷飲食而後生痰痰外挾暑邪而後作瘧則痰與瘧皆屬標病而所謂無痰不成瘧者非謂必

因痰而致瘧也只是凡瘧莫不兼痰耳無痰不成瘧此句須合上兩條看其理乃圓凡瘧皆由脾虛如內傷飲食與外感暑邪皆不出脾虛二字範圍脾不虛則飲食不得而傷暑邪無自而入矣此二語乃透瘧病之根醫家不可忽諸

瘧初發時治法不論六經內外只用清中驅瘧飲或清脾飲三四發不應以二妙丸與之立除若淹延歲月不愈者一味六君子湯自愈立齋云凡人久瘧諸藥不效以補中益氣湯加半夏用人參一兩煨薑五錢此不截之截也一服即愈

有發在酉時者五發內俱當用香紅飲古人用

升提法轉出陽分不過言道理當如是耳時人執此法愈提則陰愈虛矣且凡屬夜病若俱要見陽而愈則亦不勝其升提矣

間一日者與每日發者治法不甚相遠惟三日瘧最難治予於歲月未久者用參湯下二妙丸服至半月一月自愈如年深月久尫羸不堪者大劑養榮湯吞八味丸仍於湯中加熟附子一錢十帖必除東莊云久瘧用補中益氣不效者八味丸有神應予每得其力然不若兼服養榮其效爲尤速也瘧痞初起三妙丸加鱉甲久服

自愈須治之於早否則未有不成脹者

清中驅瘧飲

柴胡　黃芩　半夏　山楂

枳實　厚朴　青皮　陳皮

草果　蒼朮　生薑

二妙丸

橘紅　半夏薑製

右為末神麯和丸每發前三個時許吞一二服自然不發矣凡有瘧有食悞服補藥以致

按靈樞瘧十二經皆有不獨少陽當隨症施治小柴胡湯但可主也

不瘥者用此立愈或再用小柴胡湯加枳實桔梗二三劑

香紅飲

人參　益母　當歸　香附

紅花　生薑

按邯鄲云凡治瘧必先問其寒熱多寡而參之脈症有寒多熱少者有熱多寒少者大抵寒熱往來皆屬少陽經治法當以小柴胡爲主若寒多者小柴胡加桂枝有但熱不寒者名曰癉瘧有但寒不熱者名曰牝瘧然亦有不可執者當察脈之虛實何如若但寒者其

脈或洪實或滑當作實熱治若但熱者其脈或空虛或微弱當作虛寒治。凡瘧將發之時與正發之際慎勿施治治亦無效必待陰陽升極而退過此邪留所客之地然後治之且當病未發二三時前迎而奪之可也。經日陽虛則惡寒陰虛則惡熱陰氣上入於陽中則惡寒陽氣下陷於陰中則惡熱凡傷寒後大病後產後勞瘵等症俱有往來寒熱似瘧非瘧或一日二三度發並作虛治但有陽虛陰虛之別耳。余見發瘧有面赤口渴者俱作腎中真陰虛治無不立應凡見患者寒來如冰熱來如烙惟面赤如脂渴欲飲水者以六味加柴胡芍藥肉桂五味大劑一服便愈。又有一等鬱症似瘧者其寒熱與正瘧無異但其人口苦嘔吐清水或苦水面青脇痛耳鳴脈濇須以逍遙散加茱連貝母倍柴胡作一服繼以六味加柴胡芍藥調理

## 痢疾

痢疾之病形何如。曰痢疾一症。古人咸以赤白分寒熱。殊不知傷氣分爲白。傷血分爲赤。丹溪以先水瀉後膿血爲脾傳腎。先膿血後水瀉爲腎傳脾。此已發前人所未發。至損菴以爲種種痢疾。總由濕熱入胃。此一句便可悟痢形矣。濕熱入胃一語道盡致痢之根蓋胃爲多血多氣之海故氣分血分宜尙指胃而言所謂傷者濕熱人而傷之也夫濕陰氣也入胃則傷胃之陽熱暑毒也入胃則傷胃之陰古人以赤白分寒熱蓋悞以濕爲寒耳茲以赤白分氣血則的確分明千古論定矣痢疾腹痛必是繞臍以下當小腸之分野飲食入胃挾暑毒而歸於中脘初食未成糟粕後食以繼之則初食挾毒而歸於下脘矣夫中無毒邪則氣血升降得以循其正所入之食變糟粕而從下脘歸小腸矣若毒與食在下脘則升降不得循其正糟粕欲行而不行然畢竟要行句而不得行則將臟腑脂膏逼迫而下此臟腑亦兼指胃而言迫交入小腸之後膿血由小腸而刮下白似膿赤似血即臟腑脂膏爲糟粕所逼迫而下者也小腸緣無毒而是糟粕則得循其正故

小腸雖曲而順下無礙惟膿血則不得循其正而不肯下故痛繞臍而下屬胃之下口此小腸交界處正將脂膏逼迫而下之地也及小腸也此是不得循其正而不肯下之膿血由此而刺下之地也小便不利者小腸為毒邪所迫不能分利故短縮也又有膀胱為毒火禁所逼而不利者噤口者乃毒氣原蘊或破藥太過挾傷上中二脘宗氣邪毒乘虛而上逆也薑製黃連與人參同煎一匙一匙細細呷之有不從暑毒而得者或食瓜果甲午九月仲弟丹山年甫十七怒後縱啖生菱逾日腹痛不食大便膿血延村醫治之不知其為生冷所傷也雜用痢門套藥十有餘劑病勢垂劇

時予館安邑，家君走人名予急歸。時則循衣摸床，撮空見鬼，虛症具見。視所用藥，猶然梔、朴、芩、連之輩也。更醫回挽，卒不能起。哀毀憤抑，痛恨弟病之悞殺于庸手，始讀靈素、類經并張、李、朱、薛等書，日夜尋繹，如有夙契。噫！醫之殺吾弟，而使之不壽于世也，其中豈有天焉？欲就吾以醫，而并使吾弟之得壽於是編耶？識此以見痢之不因暑毒得，而悞以暑毒治，未有不偕吾弟而同抱泣於九原者。凡吾同道中人，其可不細心而辨晰耶？

或臥高室大廈，皆由虛得，但隨感隨發，病止在下脘，寒氣所乘，脾亦不運，故爲痢。如適二三日，寒化爲熱，其病形與暑毒同也。正惟此處要悞人耳，不可不知。

諸痢疾脈流連細小者生，浮數洪大者死。

凡痢疾初起三日内可皆用白芍藥湯立除東莊亦云此方用之初起三日内無不立効若初起無疑於肉桂之大熱而畏不敢用也但覺腹痛水瀉無度厚朴湯主之一見紅白毒勢凝結矣但當解毒和血養氣切莫破血行氣是爲大法調金湯主之如服調金湯後紅白減而漸見糞色便當減芩連分數芩用一錢猶可連須漸減加人參矣此宜相機消息之紅白盡除六君子湯加歸芍調理如初起發熱此熱病也竟以調金湯加柴胡與之初熱只用芩熱甚

方用連此則必視其熱之淺深色之紅白而分別用也

久痢能食六君子湯加歸芍久痢發熱不能食肌肉減者不治

白芍藥湯

治熱痢便血後重經曰溲而便膿血此氣行而血止也行血則便膿自愈調氣則後重自除

白芍二錢　當歸五分　大黃一錢　黃芩

黄連各一分　肉桂三分　檳榔　木香各五分

甘草三分　如不減加大黄妙在肉桂一味

按長洲云此症多有因串氣虛弱脾氣鬱結者治當審察

厚朴湯

厚朴　檳榔　枳實　澤瀉

青皮　黄芩　甘草

調金湯

黄芩　黄連　澤瀉　當歸

白芍　丹皮　神麯　陳皮

厚朴　薑引

按四明自造澤瀉湯并加減四方治痢甚驗今録之左以備臨是症者之採用

澤瀉湯

澤瀉　丹皮　查肉　滑石

當歸　白芍　黄芩　青皮

厚朴　木香　甘草

紅積加川連八分至一錢五分見血加生地

二三錢初起毒盛人如壯實者加酒製大黃

二三錢加身熱加柴胡一錢

初起方

澤瀉　丹皮　查肉　滑石

當歸　白芍　黃芩　青皮

厚朴　柴胡　黃連　甘草

起數日腹痛後重方

澤瀉　檳榔　厚朴　當歸

白芍　川芎　柴胡　黃芩

黃連　桃仁　滑石　甘草

半月餘方

澤瀉　橘紅　厚朴　升麻

當歸　白芍　生地　黃芩

燈心　蓮肉　黃連　甘草

久痢方

澤瀉　茯神　人參　丹皮

生地　熟地　黃芩　黃連

當歸　白芍

## 皷症

皷即腫滿也不論五臟六腑新久虛實一味補中益氣湯盡之但有鬱而成者和中丸妙妙在陳皮木瓜兩味即種種初起俱可舍是而別有方法吾不信也又有一種寒水侮土者其腫必先頭面四肢起然後及於腹中惟此症可以補中益氣湯吞金匱加減腎氣丸此症單服補中固不效單服金匱亦不效然當治之於早不然水勢衝中土崩岸敗無濟於事矣又有中虛而挾燥膨滿者竟用補中益氣湯送玄明粉三錢其應如響又有一

種食鼓者乃是飲食所傷初起必先雀目俗傳雞盲入肚者即此症也醫家不信只治眼目不知乃是鼓之根也此時當急用清劑以治之經曰開鬼門潔淨府去鬱除陳是也然古法太峻今定一保中丸久服自愈保中亦未始不峻久服必傷中氣用宜斟酌。張旴江云脹滿悉屬脾虛運化不及濁氣填塞所致初起微佐以消化舒鬱爲先勢甚而二便澁滯者微利之弱人或稍久一切痢後瘧疽後產後必參朮芪苓大補脾氣爲主而佐以消化厚朴木香黃連之類然王道無近功必數十服以漸取效常見用商陸牽牛等行水法一瀉即消然三日後復起而死若比比皆是良由病家求速效醫家不明理夭人天年悲哉歷考古今明醫無踰於東垣丹溪薛新甫王損菴矣豈肯曠日持久而不知起伐之功遠耶其如中氣前可與高明言難與俗人道耳。東莊云治脹任其效否當以前法爲樞機疏鑿濬川神祐等方非萬分稟厚形盛氣實不可妄用丹溪補脾保肺清火實不易之則也

和中丸

陳皮一兩　木瓜一兩去穰　人參三兩　白朮三兩

乾薑一兩　甘草一兩

右爲末蒸餅丸食前白湯下三五十丸

金匱加減腎氣丸

治脾腎虛寒腰重脚腫濕飲畱積小便不利

或肚腹腫脹四肢浮腫氣喘痰甚或已成水
症其効如神
茯苓三兩 澤瀉一兩 山藥一兩 萸肉一兩
丹皮一兩 附子五錢 肉桂一兩 牛膝一兩
車前一兩 熟地四兩搗碎酒拌杵膏
右爲末和地黃膏煉蜜爲丸桐子大每服七
八十丸空心米飲下

保中丸

枳實麩炒 厚朴薑汁炒 黃芩酒洗 半夏薑汁炒

蒼朮米泔浸炒　陳皮　萊菔子炒　三稜
蓬朮等分
右神麯爲丸

## 膈症

膈症之病形何如。曰膈之爲病，一陽明盡之矣。丹溪以噎膈反胃之病，謂得之六淫七情，遂有火熱炎上之化，多升少降，津液不布，血液衰耗，胃脘乾枯。其稿在上，近咽之下，水飲可行，食物難入，入亦不多，名之曰噎。其稿在下，與胃相近食雖可入難盡入胃入即吐出名之曰鬲飲食之際氣忽阻塞曰噎心下隔拒或食到膈間不得下曰鬲良久復出者翻胃丹溪合而爲一固爲未盡醫貫竟以噎鬲爲上脘乾槁不納食而以嘔吐歸之翻胃則亦不盡其理東庄云噎鬲亦有食入而吐者但不同於翻胃之每食必出翻胃止吐原物有食必盡噎鬲則或食或痰或白沫酸水或多或少或初病不吐而久之屢作或吐糟粕非痰非食非血若醬汁然者此上脘下脘枯槁皆噎鬲也總緣下脘與厥陰少陽相逼七情用事肝胆先病病則鬱而生熱熱則其氣薰蒸於胃久之胃中陰血亦乾而漸至糟粕不能受氣化之推移積叠於胃底於是胃中之氣上逆而爲

火中脘爲火所盤踞竟不思穀矣其津液不能下行則小腸下之闌門亦致枯槁小腸手太陽也閉則生火愈乾則愈熱愈熱則愈乾亦不能司其泌別矣然後膀胱無所稟受而小便赤濁大腸無所稟受而便若羊矢大腸無血故也成不治之症矣從胃脘上下遡源窮流闡發靡遺鬲症主此思過半矣總之胃爲氣血之海入見其不思飲食便爲胃氣之虛用參芪白朮補之見其食卽嘔吐便爲胃中之寒以薑桂茱萸煖之補之則增其鬲煖之則速其亡總因不達三陽結三字之精義

耳殊不知腸胃之爲物最喜潤澤試以羊豕之肚觀之必是滑膩稠粘如液如脂如膏如澤在人胃亦如是所謂陰也膈症之人其腸胃必枯槁乾燥絶無滑膩稠粘等象是胃陰亡也陰亡地氣絶也地氣絶則天氣從何處生乎故多死（急救胃陰或有得生者）亦膈症與翻胃何以辨之膈症饑欲得食（可知非不思食也實不能食耳前後思食思食思穀等數思字俱改能字爲妥）但噎塞迎逆於咽喉胸膈之間在胃口之上未曾入胃即帶痰涎而出若一入胃無不消化不復出

矣惟男子年高者有之故曰少無噎膈翻胃者飲食倍常盡入於胃矣但朝食暮吐暮食朝吐或一兩時而吐或積至一日夜而吐腹中脹悶不可忍而復吐出原物酸臭不化此已入胃而反出故曰翻胃男女老少皆有之（此辨甚明）治膈症者或以爲胃虛而用溫補或以爲開鬱而用香燥等劑必至死而後已（溫補香燥俱以助火藥與症反不死何待）不知此乃關門枯槁腎水不能上達經曰腎乃胃之關關門不利升降息矣關門即氣交之中天

之樞也故腎旺則胃陰充足胃陰充足則思食當用六味飲加歸芍養之嘗治荆溪潘爾修之膈用左歸飲去茯苓加生地當歸兩大劑而便潤食進又十劑而兩便如常飲食復舊蓋以左歸飲中有甘草則直走陽明以和其中且當歸生地合用則能清胃火以生其陰胃陰上濟則賁門寬展故飲食能進胃陰下達則幽門闌門皆滋潤故二便如常去茯苓者恐其分流入坎不若簡顧陽明之速效耳或血燥大腸枯乾有黑屎積疊胃底則當以熟地五錢當歸白芍桃仁麻仁各三錢微微潤之如其形體如常氣血充足即以前方內加大黃一二錢以助血藥東莊云損菴嘗言大黃治膈之妙實出至理但不可

施於久病與羸敗者耳如用竟大腸一潤秘而合四物湯或麻仁潤腸丸佳胃自開矣慣用大黃者第見其用以敗胃耳而不慣用大黃者偏能用以開胃豈非奇絶一開之後大劑六味左歸等類不數飲之方有濟也脈必至數均調其形體則微大而弦有一種大便甚利且溏與膈症分別處只在此每食必吐是名翻胃王太僕云食久反出是無火也八味丸主之此驗症全在大便如一乾結便非無火一味滋潤如前法東莊云此症則王太僕之論爲的壯水之主益火之原二法隨症並用趙氏分噎膈爲無水反胃爲無火非也噎膈但不能食耳反胃必吐即出久出以遲速

分也

## 吞酸

吞酸之病形何如曰凡爲吞酸（一語破的）盡屬肝木曲直作酸也河間主熱東垣主寒畢竟東垣是言其因河間言其化也蓋寒則陽氣不舒氣不舒則鬱而爲熱熱則酸矣然亦有不因寒而酸者盡是木氣鬱甚薰蒸濕土而成也或吞或吐也又有飲食太過胃脘塡塞脾氣不運而酸者是拂鬱之極濕熱蒸變如酒缸太甚則酸也然總是

木氣所致若非木氣即寒即熱即飽即拂鬱亦不酸以酸爲木氣也曰胃與肝胆其分野若何而能令種種作酸也曰少陽與陽明經相並而行肝並於胃故胃熱則少陽相火與厥陰之火皆外相引而薰蒸至於七情之鬱輕者木氣太盛干犯土位重者腎木枯涸腎水奔逆載木上浮荆棘横施濕土渾濁不由於寒不由於熱而吞吐皆酸此又河間東垣因熱因寒之說所不及也又有一種飲食入胃即成酸味此必傷寒

久瘧胃陰未復水穀入胃增其濕熱而酸者當以淡味滋養真陰而後可治也東莊云吞酸一症東垣作寒論河間丹溪作熱論世人因有標本之說分屬之但治酸常得苓連症蘗桂者甚少豈東垣之法可廢與緣治初見必用溫散久之寒化爲熱未有不從熱治也予特未過初病者耳

## 眩暈

眩暈之病形何如曰眩暈之病悉屬肝膽兩經〔一語道盡〕風火風火屬陽陽主動故目眩轉而頭暈也譬如火焰得風則旋轉不已〔親切〕緣手少陽之支者從耳後出至目銳眥而交於足少陽足少陽之支

者從跗上入大指爪甲出三毛而交於足厥陰
經曰五臟六腑之精氣皆上注於目而爲之精
裹擷筋骨血氣之精與脈并爲目系上屬於腦
後出項中故邪中於項因逢其身之虛其入深
則隨目系以入於腦入於腦則腦轉腦轉則引
目系急目系急則目眩而轉矣所謂邪者總風
寒濕熱內外之諸邪也然則何爲而屬於肝胆
蓋五臟六腑之精氣上注於目是必循筋脈而
纔能上注肝主筋肝有風火則筋病而上注者

壅而不行所謂目系者因風火而燥燥則收引
而急急則目眩此一說也又膽經之脈從童子
髎穴終足厥陰故膽經風火亦致掉眩也故經
曰諸風掉眩悉屬於木也又有太陽之氣標在
於巔又絡於腦又膀胱穴自睛明出至陰於足
外故寒水之氣太過凌逼眞火亦眩仆也又有
心下有支飲其人冒眩是格心火不行而上衝
頭目也又有風寒相薄食穀即眩是內受濕飲
之鬱而不足之徵陽與所鬱之熱并而上衝於

頭目爲眩也。睛明穴屬陽明，又陽明支者入目內背，故眩也。又有腎陰不足，三陽之焰震耀於當前，陰虛之人常若眩暈，目中忽見火如星炮，胸膈必有痰，發暈時眼不可開，開則所見之物非倒即斜。中土虛衰，下逆之光上薄於顛頂之，土虛發其眩仆也，不能起，必惡心嘔吐而五心煩熱。此則似乎不關於肝膽兩經，不知其始也各有所因，其終也不能不由其所從歷之途而見端於極也，則仍謂之悉屬於木可也。此與吞酸兩症，四明分晰詳盡而俱不立方，治須參丹溪、損菴、立齋、景岳諸法治之。

咳嗽

咳嗽之病形何如曰咳嗽之病盡屬肺經然有本經之咳嗽有各臟腑遷移之咳嗽本經之嗽皮毛受之玄府閉矣此外感也玄府既閉則肺氣不舒其在中之二十四竅所以行分布諸臟之氣者亦不能行於是肺滿而逆戛戛然咳嗽矣此肺實也肺虛者由脾土不能生化津液不得上布則肺失所養而陰虛陰虛則肺熱肺熱則上焰火煽其竅時爲喻張亦多嗽矣此肺

虛也獨有心火刑金與水中之火直奔西極而銷鑠煎熬則肺便危矣緣肺爲華蓋以覆諸藏其二十四空竅虛如蜂窠下垂無透竅吸之則滿呼之則虛最喜清涼不耐煩熱今心肝脾腎四臟之火熱上炎則隨所吸之氣而入於竅中肺不受熱則戞戞然而嗽甚至肺葉乾枯形如經霜荷葉委頓零落而不能振舉水精亦不能四布五經亦不能並行而成肺敗之症總緣肺之空竅中只受得臟腑中固有元氣以運乎一

身受不得一分邪氣耳咳嗽一症雖有各藏遷移其實不離肺金主治其大旨亦不逾實則清之虛則補之二法但清之補之之中又有不同因引長洲諸法于後法之下惟用者參之

初起者金沸草散以散之年壯力盛即久亦可用如每月一二發弱症之漸也六君子湯以補土生金六味丸以滋水生木此攻補二法也長洲云嗽而鼻塞聲重風邪傷肺也用參蘇飲面赤咳嗽火尅肺也人參平肺散寒熱交作肝氣不和也四君子湯加知母柴胡桔梗咳喘短氣肺虛也人參補肺湯體倦少食脾虛也參术補脾湯口乾咽燥虛火上炎也六味飲凡發熱喘嗽或咳唾膿血飲食不入急補脾肺滋腎水多有

得生者又云午前嗽屬胃火盛竹葉石膏湯胃氣虛補中益氣湯加炒山梔午後嗽屬陰血虛四物湯加酒拌炒黑黃柏知母腎水虛用六味丸黃昏嗽用四物湯加麥冬五味并六味丸五更嗽用六君子湯不得眠及兩脇下痛用六味飲補中益氣湯　如醎哮醋哮勝金丸主之　醋哮甘胆丸亦妙　如年高筋骨作痛氣喘有痰腰痛用熟地山藥當歸白芍杜仲枸杞黃芪棗仁麥冬五味甘草　喘盛去黃芪　有一種氣短急提不能升嚥不能降氣道壅塞勢劇垂危者人但知爲氣急其病在上而不知元海無根虧因肝腎此子午不交氣脫症也凡婦人血海常虧者最多此症宜急用熟地二兩當歸一兩甘草五錢以濟之緩之堪云神劑如兼嘔惡加生薑氣虛加人參肝腎陰虛加肉桂凡診此症脉

必微細無神若微而兼緊尤爲可畏倘庸技不知妄云痰逆氣滯用牛黃蘇合及青皮枳殼破氣等劑則速其危矣如年高痰喘氣不歸原者生脈散加熟地、山藥、當歸、枸杞、牛膝、兔絲等治之。凡因痰而嗽者痰爲重主治在脾因咳而動痰者咳爲重主治在肺一切食積痰積上升而致咳者只治其痰消其食其咳自止不必用涼藥肺藥潔古云治咳嗽以化痰爲先化痰以導氣爲主四明云導氣不如先治火火實者瀉白加芩桔虛者六味合生脈胃虛者竟以四君加歸芍合生脈無不應手

## 金沸草散

金沸草　前胡　麻黃　荊芥穗

黃芩　甘草　薑棗引

勝金丸

三稜　莪术　良薑　陳皮

人參　黃連

右神麴和丸梧子大每服七十丸空心白滾湯下

怔忡

怔忡心血少也其原起於腎水不足不能上升以致心火不能下降大劑歸脾湯去木香加麥

冬五味枸杞吞都氣丸。治怔忡大法無逾此旨矣如怔忡而實挾包絡一種有餘之火兼痰者則加生地黃連川貝之類以清之。予治後寗簡長鱗之弟先用歸脾都氣三十餘劑後加生地連貝一清即愈

血症絳雪丹書一卷論詳而法備的是血症準繩須細體之

吐血世皆知火症便以寒涼濕潤之劑投之。土死金衰木勢轉熾病反劇矣。除是瘀血抑蓄折土而奔注與傷寒變熱迫竅而出者餘俱當以大劑參芪回其氣。氣回則血循經絡矣。待稍定

卽以重料六味左歸等飲於水中養木亦須加人參使氣自陰生也天地之理陽統乎陰血隨乎氣故治血必先理氣血脫必先益氣蓋有形之血不能速生無形之氣所當急固無形自能生有形也特不可施於傷寒與蓄血者耳

瘀血而吐必先胸痛血色必紫或黑而成塊脈必濇滯四物湯加大黃須醋製桃仁丹皮香附以行之後用六君子湯加當歸以調之紫黑盡而鮮紅者見卽當用此傷寒必驟湧出然傷寒大抵從鼻來者多來而卽住者不藥可望愈一來不止者不治此卽紅汗是也紅汗至而熱解卹是

妙事如衄而不解病轉深矣衄而不止病愈危矣其餘俱屬七情饑飽勞力等因必見惡心驗症分明一味固元湯主之倪淑山曰七情內傷脾胃先病固元之後即繼補中益氣歸脾等飲寒涼斷不可用若治以童便秋石等工之粗而庸甚者也有一種陰虛於下格陽於上則眞陽失守血隨而溢以致大吐大衄六脈細脫手足厥冷危在頃刻而血不能止者速宜用附子肉桂牛膝澤瀉熟地甘草以鎮其陰使孤陽有歸則血自安也如嘔惡加炒黑乾薑脈微氣脫加人參如格陽喉痺上熱者當以前湯冷服此症甚多不可不知

固元湯

人參　黃芪蜜炙　歸身　甘草
煨薑　大棗　白芍酒浸洗炒

四物湯

川芎　當歸五錢　白芍一兩　熟地一兩二錢

右方加肉桂名五物煎加大黃名清熱涼血飲加柴胡丹皮山梔名加味四物湯

弱症

陰虛爲勞即今所謂怯弱症也雖有五臟之別然皆起於心脾脈必數而有浮大細小之分浮

大而數陰虛甚也細小而數陰中之陽絶矣此等症必見咳嗽或吐紅或遺精或女子不月或諸般勞傷而起要當治之於始婦人產後最易成此症慎之慎之治法只一歸脾湯加麥冬五味白芍去木香吞六味丸此外别無治法有一種鬱而起者卽以前方加味外再加丹皮山梔曾經庸醫用寒涼者不可復服又有一種陽虛者脉不數但緩而大不收奄奄無力夜臥不安夢中常見神鬼不吉醒來胸中戰跳或下見遺

精。口中無味。飲食不思。畧食即飽。此皆命門虛損。心火衰息。以致脾土不運。生氣不旺。大劑養榮湯加附子。吞八味丸。又有兩尺脈微弱而陰陽俱虛者宜十補丸此皆滋其化源也治弱之法指不勝屈然皆不得其要必如此乃爲不易之則耳試於陰陽兩症剖別分明遵此守服必無不效切勿悮用寒涼敗胃之劑促人壽限也有蹈前弊者庶幾改之

## 消症

三消之病形何如。曰消之爲病。一原於心火熾炎。火甚於上。爲膈膜之消。甚於中。爲腸胃之消。甚於下。爲膏液之消。甚於外。爲肌肉之消。上甚

不已則消及肺中甚不已則消及脾下甚不已則消及肝腎外甚不已則消及筋骨四臟皆消甚則其心始自焚而死矣然其病之始皆由不節嗜慾不愼喜怒膏粱煿炙酒酪潼乳濕熱之氣浸淫燔灼鬱成燥熱氣不宣平故其傳變之形爲飲水多而小便多曰消渴胃中津液乾枯不能上榮舌本也爲善饑多食而渴小便數而消瘦曰消中胃中熱極所食之物隨火而化也爲渴而飲水不絕腿消瘦而小便有脂液曰腎

消是燥熱并及於胃底大小腸故脂液凝濁清陽與濁陰不能分疏也三消之中上中可治下消最難治然飲一溲未二猶可治飲一溲二不可治矣又三消久而小便不臭反作甘氣在溺桶中湧沸其病爲重更有浮在溺面如猪脂油濺在桶邊如柏燭淚此精不禁而眞元竭矣然何以甘氣爲重大抵水在天地與人身皆有甘有鹹甘爲生氣而鹹爲死氣小便本鹹而反甘是生氣泄也是脾氣下陷入於腎也土尅水故

死也有一種渴而惡甘但飲茶爲快者屬腎消趙卿鄭云治消之法無分上中下先治腎爲急惟以六味八味及加減八味降其心火滋其腎水則消自止然三消俱宜戒厚味酒麵房勞不守禁忌雖藥無功重生者其知之

## 霍亂

有濕霍亂腹痛而上吐下瀉者是也藿香散主之有乾霍亂者俗名斑痧又名攪腸痧吐瀉不見面色青冷腹中絞痛乃陰陽錯亂最惡之候而最易治急刺委中部分出血明礬末調飲探吐或用陰陽鹽湯或用菜油探吐兼用碗刮背

上用苧蔴根蘸清菜油刮奪命穴督脈後頂天庭等處後服砂仁細末數口連噯數十聲卽愈如遍身有斑者用油紙撚火焠之以響爲度或用蕎麥湯飲之卽愈然其要在急刺委中出血則不死卽十指頭出血亦是良法

藿香散

藿香　蒼朮　厚朴　陳皮

半夏　茯苓

胃脘痛

胃脘痛之病形何如曰胃脘痛即俗所謂心痛也心不可痛痛則立死以心在胃脘之前故悞指胃痛爲心痛也胃痛有食痰死血氣寒火中氣虚之别方書載列甚明無甚深微獨有一種肝胆之火移入於胃而熱又肝藏血血少則肝葉硬不肯下垂將葉抵胃胃受肝抵得食則滿愈與肝相逼殷殷而痛者久之變成燥症而爲鬲症矣此一種當入鬲症中同看又有一種胃中作酸不覺其爲酸每進飲食不敢多用多則竟日悶懨直

待食過方得稍舒此痛是胃中一味酸熱也若得噯一口氣亦覺少舒然最難得者噯也若噯得重此自下轉上必有一口食氣或水或挾物是酸者其下最難得泄氣并且便硬此皆少陽厥陰二臟之氣所為也久之亦防其變為痞鬲中滿等症（此種可併入吞酸症中看）又有一種胃脘痛是陰虛症將成須認明白二陽之病發心脾此類可通。

食痛者胸膈按之痛甚勺水不入兼大便閉聞

穀氣則欲吐。以下驗症甚妙用二陳湯或平胃散加桔梗枳實主之。此即長洲所謂飲食停滯消導之也痰痛者亦不思食。口即欲食而不能食。大便不閉。二陳湯加枳殼黃芩海石主之。食痛者消其食則痛自止痰痛者治其痰則痛自定法圖如是然前法設有不應即當察其脾胃何何如仍參診法中痰食兩條本法治之血痛者胸膈刺痛。脈必濇濇食可進。四物湯加大黃、桃仁、紅花主之。亦有宜用理中湯加肉桂桃仁紅花者須因症施之蟲痛者亦不食然痛必時發時止。痛則牽引手臂或肩背上。俱如穿透不可當。必唇紅面上有白點是也。

痛時不欲食痛纔止即可食實者化蟲丸主之虛者六味丸加胡黃連川楝子青黛蘆薈隨症加減治之凡蟲皆風木所化但瀉厥陰則蟲自除九味地黃丸爲妙胡連蘆薈青黛等甚非虛症所宜須慎用

胃脘虛痛者得食即止以手按之必稍緩食多又痛食過又痛理中湯主之此即中氣虛痛也

肝虛燥痛者亦不思食交陰分外按之不熱病人自言熱口渴大便必燥結逍遙散加生地丹皮山梔甚者疎肝益腎湯加當歸主之氣寒火三症四明不列症治然驗症則準繩爲詳治法則薛案較妥須並參之

二陳湯

陳皮一兩去白　半夏二兩薑製　茯苓一兩　甘草五分

平胃散

厚朴三兩炒　蒼术五兩米泔浸煮　陳皮三兩去白　甘草一兩

化蟲丸

蕪荑　雷丸　胡連　蘆薈

史君　三稜　莪术

## 胎前

凡受孕二三月必嘔吐惡心此月水不通陽明壅盛故不安食但此是始膏始凝始衃之時驟然壅盛故耳迨四五月則血漸蔭胎見形體成便具五行生剋循環之理則血有所歸而不壅盛矣或曰血壅盛何獨於胃有病曰胃爲多氣多血之海五臟之母也女子應有是生應有是化今不行而成孕驟然不化陽明氣血俱盛遂有是上僭之勢久之自平不足慮也然有微甚

微者飲食調理甚者六君子湯加砂仁生薑以和之或曰半夏損胎可信乎曰獨食半夏一味雖非胎亦能損人若與參术同用但著開胃健脾之功耳正所謂當論方不當論藥當就方以論藥不當執藥以論方也論藥只好就一味單方而論耳曰思食何爲曰胃氣盛則思食血壅則氣逆氣逆則食入反出也或女子性氣褊急者於六君子湯中佐黄芩以清火消息用之調治胎前嘔吐不出此方主之如原有胃脘痛而此時火發加丹皮山梔如發熱不必加退熱藥

只以此方調之

胎前下血名曰漏胎氣不攝血也多服補中益氣湯其惱怒傷肝肝木賊土血不能藏而成漏者加味逍遙散加生地此症有風熱血熱血虛脾火及脾胃虛弱虛陷之別當隨症施治其年壯人六脈平和飲食如故無所苦而經時下是氣血旺養胎之餘血也然亦不可使之多夫須和血涼血健脾爲土

胎動不安血不養胎也四物湯去川芎即用亦不過五分加白术杜仲有肝旺而動者必痛無定處歸芍生地加黃芩白术甘草如氣虛者必

怠惰嗜臥脈必豁大而緩補中益氣湯加酒炒白芍。此症須合邯鄲遺稿辨別參治其法乃全

墮胎即俗所謂小產也總屬氣虛血虛及縱慾嗜酒而來醫家動云熱則流動胎火逼廹不知氣血調和胎火何由而生豈胎不屬母身別有一動耶寒涼雜投利氣行血卒至墮胎豈非醫害之耶既墮之後猶不禁忌前以是月墮後復期而來矣不伸救補止作火治以致三胎四胎逢期必墮烏能有濟予每於未墮之前大料黃

芪丸豫補之將臨之際大料補中益氣湯加酒炒白芍勿論其脈勿論其時一概峻補中宮母氣萬無一失即先賢有一經配一月以補其經者亦皆昧於陰陽之理不足信也此症由兩腎虧損者尤多

子腫子懸子嗽子瀉小便不通俱當用補中益氣湯有胎火盛而致此數種病者用四物湯去川芎加黄芩白术茯苓甘草以和之獨子瀉挾火宜四君子湯加黄芩砂仁

胎前傷寒瘧痢悉以固胎爲主傷寒依平時傷

寒治自不損胎但當倍用歸芎或當用參須平時預先料理獨前胡湯與半夏白芷不可用若小柴胡有人參半夏亦不妨矣瘧疾亦與平時不甚異但清中驅瘧飲去蒼朮枳實餘俱如法

大抵黃芩爲胎前瘧中要藥總當視病人之盛衰而消息之或問白朮黃芩安胎之聖藥也此二味胎前必不可缺乎趙氏曰未必皆然也胎莖之繫于脾猶鐘之繫于樑也若棟柱不固棟樑必撓所以安胎先固兩腎使腎中和暖始脾有生氣何必定以白朮黃芩爲安胎之藥也腹中有熱胎不安固用涼藥腹中有寒胎不安必用溫藥此常法也殊不知兩腎之中具有水火係衝任之根胎元之所係甚要非

白术黄芩之可安也如腎中無水胎不安者用六味地黃湯壯水腎中無火用八味地黃湯壯火故當以杜仲川斷阿膠艾葉當歸五味等藥出入於六味八味湯中爲捷徑總之一以貫之也此論爲諸書所未及今特表而出之

## 產後

臨盆之時專賴氣血旺足然後能生此時惟有多服參芪歸桂甘溫重補見信一下頻頻服之自無橫生逆產胎衣不下之病矣有不耐藥氣者獨參湯妙服法於未下產時用芎歸參芪濃煎飲之自然緊痛易產矣兒下後即用前藥加

肉桂一錢煎服自無血塊痛之病矣

產後血暈用醋炭薰鼻法好老酒和童便服不可放倒產後敗血不盡血迷血暈腹中胎衣不下至死心頭煖者急用花蕊石散一服化水即出其效如神不可不知如氣血脫而暈者必脣口手足厥冷無脈此時間不容髮當以大劑參附回其陽如認作血暈而以前法治之則斃矣

產後發熱乃氣血大虧也亦有食物太早氣弱不能運而生熱者必兼惡心飽悶治宜健運為主又有乳結不通作熱者宜通乳即有見識者亦必曰發散固不可且以輕劑疏通之此一句害

人不淺總之脈必浮數與外感無辨外感而發熱者必兼頭痛拘急等症脈必浮數有力補中益氣加芎蘇熱服補以散之切忌妄汗一時不敢驟補也殊不知產後發熱吾不管其是邪非邪有脈無脈一味八珍十全峻補之有邪自然汗解無邪自然竟退矣如此胆氣庸工那得到此然胆由於識彼只緣見不透耳見得透定幹得來矣有識自有胆矣如瘀血發熱者腹必痛口必微渴四物湯加桃仁紅花丹皮足矣然俟腹痛口微渴一退即以八珍湯與之

血塊痛不發熱者四物湯加桃仁牛膝青皮丹

皮服二三劑自除。除後以八珍湯與之。凡婦人血虛阻滯不能流暢而痛極者，當以水齊水，若江河一決而積垢皆去。宜用熟地、當歸、牛膝、澤瀉、肉桂、烏藥，隨症加減治之。如嘔惡，加炒黑乾薑；陰滯加附子；大便乾燥加查肉，甚加蓯蓉；下焦痛極加吳茱萸；氣滯者加香附、陳皮；血滯者加紅花；如氣虛者宜少用香附、陳皮之類，甚者不用亦可。此係景岳決津煎，乃以補爲瀉之神劑也。

產後泄瀉，切不可利水。產後泄瀉責在脾虛，若再加利水則脾腎皆虛，故不可也。如有此等症，只一味補中益氣湯加白芍酒洗炒爲妙。如發熱而渴，乃陰竭也，六味丸另煎六君子湯或人參湯下之。瀉多則亡陰，故症兼發熱作渴也。然因瀉而熱

而渴則原是由脾傳腎故須仍用六君參湯下六味丸此亦標本兼治之義

產後不便有至二十餘日者不足爲病然產婦急於便必多努責往往成玉門不閉子宮下墜之病治之貴早一味用八珍湯加桃仁杏仁各二錢多則三劑自下

產後氣血未有不虛者即此症亦屬氣虛不能推送血虛不能濡潤之故八珍湯乃治氣血兩虛之的劑也然用於此症則其妙處却在加桃仁杏仁兩味蓋人第知桃仁能破血而不知桃仁又能利血而滑腸人第知杏仁能潤肺而不知杏仁兼能潤腸而利便故單用八珍以養氣補陰燥矣亦未始不下然產婦既急於便而不加此二味以使之速下則恐仍多努責之勞也前輩立法必準理揆情如此

子宮下墜。乃勞力所傷也。補中益氣湯加白芍。倍用參芪白朮。如下墜而痛。大劑歸脾湯加白芍。如因惱下墜而痛。此驟動肝火所致。歸脾湯加丹皮山梔。然當治之於早。如子宮乾枯不能升矣。玉門不閉。治同。

產後感風。幸多成痙者。氣血虛故也。剛痙由血虛。無汗爲剛痙四物湯倍歸地加軟柴胡鈎藤鈎。柔痙由氣虛。有汗爲柔痙補中益氣湯加軟柴胡鈎藤鈎。如主去風燥血之劑。則筋攣而成痙矣。

如姪婦產後三日忽㾭瘂不語手足瘂搐延予視之曰此怒動肝火而血燥也用加味逍遥散加熟地鈎藤一劑而瘂搐全愈三劑而口發身熱腰痛脇痛諸症悉除惟語言尚不能出予於前方中又加菖蒲錢許一劑睡至半夜言語如常

產後咳嗽弱症之漸也六味飲加人參主之如兼發熱歸脾湯去木香加白芍麥冬五味吞六味丸然須於初起時即用此藥或有可救者如經發散用過涼藥不效

帶下

帶下是脾土虧損不能攝水也六君子湯加炮

蓍以實之甚者補中益氣湯加白芍半夏久服自除如脾土濕熱下流者六君子湯加柴胡黃芩丹皮白芍如惱怒傷肝者加味逍遥散加人參虧損者起於勞力面色痿黃不思飲食脈必大而無力且遲腰酸濕熱者起於飲食不節或多嗜酒帶色必兼黃濁而濃脈必大而有力兼見腰酸惱怒者以前諸症俱無但見面色常帶紅胸中覺悶熱脈必弦數而有力

淋症

淋症。婦女俱屬肝經濕火。或小腸移熱。一味逍遥散加味。如屬小腸移熱者合導赤散尤捷若見發熱。便屬陰虚。疎肝益腎湯。胎產淋帶諸症須看薛長洲訂婦人良方近見郡鄮遺稿中亦有精論宜參之

痘瘡

發熱時先看有痘情然後用藥何謂痘情必先見耳冷骫冷脚冷眼如含水懶於言笑是也斯時投以加味葛根湯服至見點

升麻　葛根　前胡　桔梗

山查　青皮　木通　荆芥

撫芎　燈心　甘草

三日後用紅花湯

紅花　蟬脫　前胡　桔梗

山查　木通　荆芥　撫芎

升麻　燈心　甘草

如服加味葛根湯後而不見點是毒盛也其症必重若熱甚氣悶譫語腰無力冬月即於葛根湯加麻黄一錢夏月加石膏一錢甚者加至二錢如冬月熱甚過四五日重症已見而舌灰白色者亦須以石膏合麻黄用之夏月蘇葉薄荷俱可進退用之如見點如糠粞齊布熱甚口臭此脾經痘也死不治矣

如見點三日痘已齊而熱不退此是毒盛危候

見矣須以涼藥涼血紅花湯去升麻撫芎山查

加生地丹皮與之然此是乾紅候百不一活

六日已過痘脚已齊漿勢欲行矣服桔梗湯

桔梗　前胡　紅花　荆芥

蟬退　殭蠶　大力　燈心

通草

又三日發熱起頂濃漿至矣當和其毒

丹皮　丹參　花粉　連翹

荆芥　木通　殭蠶

其有變白色而發癢者。氣血虧也。五味異功散加白芍以救其元氣。虛甚者加人參白术五六錢。大劑用之。自然有救。或泥於庸醫發未盡而禁補。或反咎發表欠透。以致今日内陷者。此殺人之論。不可信也。信手大補。不一二劑。必然窠下漿來。生氣勃然矣。卽有擣搯破者。亦自循皮爛臭而回生。

有一種變黑者。乃毒盛變黑歸腎。火盛水反制

之從其化也非真有毒能歸腎經也要在放點時必然部位不妙或根窠脚地有不如式醫者須先決到某日變黑歸腎而死

又有一種灰白色者亦毒盛也然不礙須以當歸黃連湯與之

當歸　黃連　生地　銀花
花粉　大力　荆芥　殭蠶
丹皮　燈草

自行起發至頂已起矣至第六日當有回意用

保元湯

人參　黃芪　甘草

至七八日竟用加味異功散加白朮

人參　黃芪　白芍　茯苓

陳皮　甘草　煨薑　大棗

如漿有不起項不充滿而發癢窠殼脫落如梅花片下發瀉者虛甚也五味異功散加黃芪木香甚者附子肉桂吳茱萸俱當用

見點至回十二日矣斯時惟恐摧折之餘虛寒

必甚。醫者須謹慎將養之，切莫以爲結痂在邇。不足慮也。一味加味異功散直服至脫痂而色紅，方以飲食補之。

初起時發熱一二日，便抽搐驚呌不省人事，眼直或閃爍無定，或舞唇弄舌魚口角弓等症，此是心經痘也。不必慌忙，但用加味葛根湯。當此之時，痘已隱隱在皮膚間矣，細看自然吉順。凡心經痘決稀，自起至收，只要順序調理，決無變症。

肺經痘見點熱久或少見咳嗽點數不多不過百餘粒吉多凶少竟可不藥不過發熱時用幾劑表藥而已

肝經痘吉凶相半然要論歲氣有歲氣合者其痘必吉居八九凶者或有一二吉者發熱見點起漿結痂按日而來其有傳變者皆屬肝經古云肝經多變是也肝經痘不大不小顆數調勻

脾經痘最惡發熱時必如火烙放點時必如芝蔴五六日定胃爛口臭五六日內芝蔴點內忽

然發癍九日必死矣
腎經痘發熱時昏沉壯熱四五日尚不見點忽然於腰下發癍十二日必死矣
初放點必要在兩頰間鼻上然後看太陽部位俱有便是吉痘歌曰繞唇帶頰方爲吉額角眉心總是凶
有面部未見而額下一片簇簇而來凶痘也不治有面部不見而胸脯簇簇一片及背上簇簇一搶先見俱不祥

面部一見四肢必朗朗而來總之順不嫌多逆怕一點即彌月小兒緊密亦何妨但要調護得法而已樹小花多此俗論也

如兒小甚不能服藥不可强與乳母服藥以過其氣可也此論道理如是若論小兒初生不過一點精血凝聚耳初無飲食之毒寒暑風露之感根於天者吉勿藥可也但得乳母謹慎切戒油膩煿炙辛辣酒醋等物勿犯汚穢不潔之氣足矣時取茵陳燒之懸酒噴胡荽於床間以發

其氣兒自安穩也如以數日內之嬰兒亦如童子按方投藥痘雖吉而凶矣何也以其臟腑脆薄未得水穀之氣也如根於天者凶即藥亦何效哉

痘初發時要他瀉瀉一遍則痘起發幾分何也毒傳府也是裏傳表也點一有即禁瀉如不止而痘色漸白面色晃晃而白急以六君子湯加煨薑救之不可泥於毒未盡而猶多畏忌也如果毒盛而瀉則嬰兒必揑抓不安口渴唇紅面

色壅盛氣粗如點不齊不可用寒涼只發表足矣如齊而猶瀉雖黃連亦所必用即於葛根湯加黃連七分可也

肚痛一症最惡候也未見點而痛葛根湯加麻黃亦可有痛而身彎不能立者腎敗矣不治見點肚痛亦須發之痘色不變者可治起頂發漿時而痛是虛五味異功散加白芍

寒戰咬牙初起者毒盛也然咬牙者多而寒戰者少起漿之後寒戰咬牙者悉屬虛黃芪白术

散甚者。加煨薑桂附。

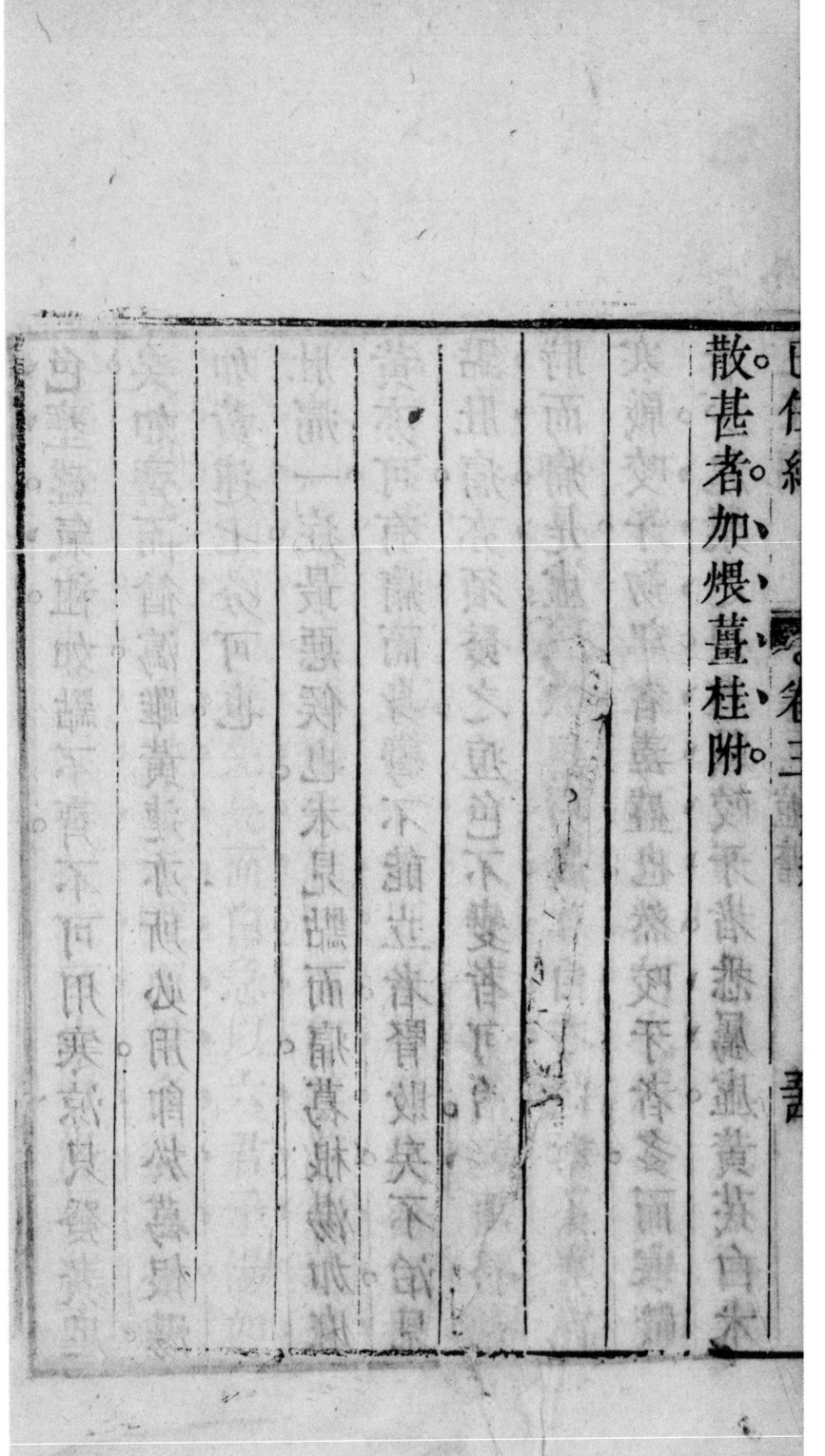

## 痧症

痧症、即痧子、又名瘄子、準繩云、痧症初起、用升麻葛根湯、散足陽明邪熱合瀉白散、清手太陰邪熱其間宜加桔梗牛蒡荆芥連翹等、兼解兩經之毒也尤爲至當、次日標形顴鼻見點多者最吉、以其清陽喜上升也。第二日葛根可去、惡其開肌湊而乾津液也。若熱甚勢重、前湯加白虎苓粉之類、斷不可少。若服藥後而熱愈甚者、正毒達之故也。得大汗而毒自解矣。若畧見標而不見形者、此爲痧毒不透。後必防痏。宜從養陰治。甘露飲主之。必多服乃效。亦從汗解。乃屢驗者。

有一等小兒乳痏。一日可解。不必盡三朝九朝之說。以清火爲主。兼解可也。緣小兒禀質尚弱。神氣有限。如遇粗工。不審虛實。發散過多。必致正氣虛脫而不可救者多矣。

有痧毒痰喘甚者。雖用石膏黃連。如水淋石。要知是痧毒痰火壅結上焦之故。宜用瓜蔞霜枳殼花粉金沸草等清痰清火。如挾氣虛者。加入參立應。如痰上壅盛者。可用牛黃珍珠散。

痧症腹痛者。乃毒鬱於陽明故也。宜服升麻石膏黃連之類。如惡毒鬱於大腸者。苦梗開之。

痧症多泄瀉。慎勿止澁。惟用升麻葛根黃連甘草。則瀉自止。

痧家不忌泄瀉。瀉則陽明之邪熱得解。是亦表裏分消之義也。

痧後泄瀉。及便膿血。皆由熱邪內陷故也。大忌止澁。惟宜升散。仍用升麻葛根湯加黃連扁豆若便膿血則加滑石末必愈。

痧症不宜依症施治惟當治本本者手太陰足陽明兩經之邪熱也解其邪熱則諸症自退矣

痘疹兩症當參文中陳氏仲陽錢氏立齋薛氏羅田萬氏晨峰程氏東皋徐氏敗齋友氏景岳張氏近日建中費氏亦有洗發皆宜詳究不可偏守一見以悞世

升麻葛根湯

升麻 葛根 白芍 甘草

## 吐瀉

吐瀉除是明知停食受寒方可消導如枳朮二陳平胃之類其餘吐瀉乃肝木乘土而來急以七味白朮散安之萬不失一暑月尤宜補正吐加半夏七分薑汁製瀉加白芍一錢酒洗炒入

七味白朮散

白朮　人參　茯苓

藿香　木香　乾葛

甘草　煨薑引

## 驚症

驚病無論輕重一味用五味異功散加軟柴胡鈎藤鈎即爲外物所驚亦是木氣虛而受切勿投抱龍鎮驚等丸有小兒感症初起脉細數日久不愈則目竄手搐症已敗矣正寓意草所謂傷寒非驚風也令人動作驚治往往致殆不知此症與大人傷寒敗症同緣稟賦陰虧故脉如此細數當從六味本歸治然亦危矣

## 癇症

癇病無論五癇虛實一味五味異功散加黃連木香萬不失一若頭大肚大筋青四肢獨細即

黃連木香。亦不可用。一味參苓白术散主之如疳而有蟲。五味異功散加蝦蟇川連大便必似水而焦赤無渣是也甚至經月累年每用五味異功散一料加蝦蟇一枚酒炙川連五錢薑汁拌炒吐瀉驚疳諸症須主薛長洲訂保嬰全書此則未免要而未備耳

五味異功散

陳皮　人參　白术　茯苓

甘草

參苓白术散

人參　茯苓　白朮　米仁

山藥　扁豆　芡實　砂仁

桔梗　川連　甘草

癇症

癇症種類雖多。然其源總屬手厥陰心包絡火病也。大概宜以清心散主之。但要久服則有效耳。此症丹溪斷爲痰火的是千古灼見

清心散

青黛　殭蠶　生地　木通

黃連　辰砂　琥珀另研　赤芍

赤芍

四明治驗方　予每用此及後東莊方治癇輒驗故附存之

當歸　生地　丹皮　青黛

黃連　羚羊角　陳皮　半夏

南星

右爲末作丸辰砂爲衣空心白滾湯下曾治

二人甚效

東莊治驗方

桃仁一兩去油研如霜　硃砂五錢　川連一兩

礞石硝煆金色為度錢半　蘆薈五錢　沉香錢半

寒水石　生黃芩　大黃以上二兩

右用薑汁一茶杯將大黃切片浸透於炭火上焙乾再浸再焙以收盡薑汁為度各研成末水法為丸淡薑湯臨臥時每服二錢

巳任編卷三終

# 己任編卷四　　四明醫案

高鼓峰先生著　　潛邨楊乘六偕評
輔仁社諸子共較

庚子六月、同晦木過語溪訪呂用晦、適用晦病熱症、造榻前與之語。察其神氣、內傷症也。予因詢其致病之由、曰偶夜半從臥室中出庭外、與人語移時、就寢、次日便不爽快、漸次發熱、飲食俱廢、不更衣者數日矣、服藥以來、百無一效、將何以處之。予曰、粗工皆以爲風露所逼、故重用辛散不進飲食便曰停食妄用消導孰知邪之所湊其氣必虛若投以補中益氣湯則汗至而便通熱自退矣用晦欣然輒命取藥立煎飲之旁觀者皆以熱甚又兼飽悶遽投補藥必致禍予慰之曰無容驚擾卽便矣頃之索器下燥矢數十塊覺胸膈通泰旁觀者始賀是晚熟寐至五鼓熱退進粥用晦曰不謂君學問如此之深也不然幾敗矣連服補中益氣數劑神情如舊踰日而別

景岳云醫家不貴於能愈病而貴於能愈難病病家不貴於能延醫而貴於能延眞醫如此症若非東莊篤信不疑一爲旁觀所阻則必悞于粗工矣無如病家之能延眞醫者不易多得遂使醫家之能愈難病者亦不易多覯則且柰之何哉爲之一慨

七月初一日用晦以室人病相邀同黄晦木至語溪用晦言室人病可緩治業師徐五宜先生之長君傷寒危甚須卽往子爲我救之我已致之業師矣頃之有人來言病者晚來狂叫暈去五六次早起一暈竟絶醫不必往也用晦爲之痛惜予問病來幾日云九日矣予又問胸尚熱

否曰胸但不冷耳予語用晦曰可救也急趨用晦同晦木往視之至則殭尸在床口鼻無氣面色青黯口噤目閉手撒獨唇色紫黑予笑謂晦木曰此人不死陰虛症悞服白虎所致耳切其脈兩尺尚在時旁觀者皆笑予妄遂取人參一兩熟地二兩炮薑五錢濃煎湯挖而灌之盡劑口開面色轉紅不及一時大呌冷甚連以熱湯飲之即發壯熱通身淋漓汗下而甦矣此晚腹脹不便予曰無憂也大汗之後虛不能出耳再

飲藥一鍾即得解。次日其尊人五宜先生來曰：諸病悉除，但多妄言怒罵，如有鬼神驅之者，先生將何以教之？予爲之調治數日，不得間。因就宿其家，至夜半，診其脈，曰：虛至此乎？復以大劑附子理中、建中投之，數日而愈。

病熱至九日，則其舌必黑，而脈之洪數無倫可知。斯時即以大劑參地養其陰，何至陽無所附而狂叫暈絶哉？猶幸胸尚不冷，則知分陽未盡，尚得起死回生耳。彼始焉雜用風燥以亡其陰，繼焉縱加霜雪以亡其陽，遂使雖有明哲，亦只袖手以覘，而莫可施其回挽者，蓋不知其幾也。有活人之心者，尚其於此等案中細加忝究，將自不致有操刀之患矣。

用晦室人患產後驚悸初起時見篋中錦絮念將所生兒入綿絮中不幾悶死卽作驚恐憂患之狀後凡有所觸意中以為不耐卽憂患不止或一端執想數日纔已飲食不進面少精采服諸補心養血藥無一效至是用晦招寻治之寻診其脈曰孩時得毋因齒病致大驚否用晦向室人問之曰十歲時果曾病齒治齒者用刀鉗之幾受驚而死子何以能識之也解曰脈法當如是耳不精於象數鈐法之學者不能也少時

以驚受損傷其君火心包氣散痰得留之今産後大虛痰因虛動病端見矣夫心爲君主主明則下安國乃大昌故凡七情皆由心起今心氣虛甚痰邪侵擾思慮亦因之多變况喜樂氣之陽也憂患驚恐氣之陰也陽虛則陰得乘之又見爲其所愛氣虛痰入則愛不得其正因愛而過爲防護之惟恐不至遂因而生憂耳今先用歸脾養榮八味等類五十大劑待其氣血完備然後攻之痰可得而去而病不再發矣用晦如

予言治之果愈

驚則氣散受驚而目因齒者腎主骨齒乃骨餘其尺脈必沉而散以是歎四明脈法之精者猶淺于窺四明者也難其于因齒受驚因驚致損痰因虛動心由痰擾處遡流窮源辭辨無不精盡先補後攻治驗更極神奇醫道中乃讓此公出一頭地耳

新安程結先子病瘧每日至辰時大寒午時大熱熱即厥兩目直視不能出聲頦脫涎水從口角湧出不止日流數升至丑時始汗解飲食不進昏冒幾絕予往視之皆誅伐太過所致也投以補脾之藥不即效延他醫調治用柴胡防風

南星半夏等藥病勢轉劇其家復延予治之值醫者在予請曰此何證也而用前藥曰予不識乎此肝癰也肝癰令人色蒼蒼然太息其狀若死予笑曰據子述經言當得逼脈四逆矣何用前藥予誠不識此何病但知虛甚耳請先救人後治病何如曰子用何藥予曰大劑參附庶可挽回醫力爭參附不便予漫應曰謹奉教醫於洋洋色喜而別是夜用人參一兩黃芪二兩炮薑三錢比曉熟地桂附並進次日辰時病不復

發矣。此緣勞役過度。寒熱往來。醫認爲瘧。且時當秋令。一味發散寒涼。重虛其虛。展轉相因。肝脾大敗。非峻補氣血。何由得生。夫病由人生。人將死矣。而乃妄牽經義。强合病人。及至處方。又乖成法。自誤誤人。至死不覺。悲夫。

先救人後治病。以病由人生也。然病固由人而生。而人實由病而死。則欲救人。不又當先治病乎。不知補正乃所以去邪。救人即所以治病。原無彼此之分。四明見得此症。只要峻補氣血。速救肝脾。其病自除。故云云。以見彼所治病之藥之謬。而不可服耳。讀者當會其意。勿泥其詞可也。

呂坦人子生甫數月忽急驚風抽搐直視發熱不乳醫以抱龍丸及羌活防風薄荷殭蠶等作煎調服坦人商於予予曰誤矣此脾土虛而肝木盛也急用五味異功散加煨薑進之少頃熟睡微汗熱退而乳

用異功以實脾土之虛加煨薑以制肝木之盛其處方之嚴密直與長洲並駕

杭友沈僑如甥病傷寒診其脈浮數有力舌黑胸脯痛脹此得之勞倦後復傷飲食醫以寒涼消導攻之火受過抑無所歸也急以大劑參术

歸芪炮薑救之戒其家人曰夜半當發戰戰則汗而解矣如戰時頻頻以粥與之時予與黄晦木黄復仲呂用晦同臥天長寺四鼓時病家急叩門曰服後果寒甚索被頃之大熱昏沉而死矣先生尚有法救之否予曰不足計也汗來矣但戰時曾進粥否曰實未也予笑曰吾語汝戰時須與粥正所以助胃氣使汗來速而不至困乏耳今亦不妨予弟歸此時當得汗矣諸子皆爲予疑促予往視至則汗解而鼾鼾睡矣歸語

數子爲發一笑

心細如髮胆大於身由其胸有灼見也彼胸無灼見者心小秖見其畏葸胆大適成其孟浪因循以致禍妄投而殺人二者均失耳以是知胆能大於用藥之時者必其心能小於臨症之際而心能小于臨症之際者尤必其識能趨於羣醫之上者也

吳餐霞室人患妊娠胃口瞋脹不思飲食口渴下利面少精采醫以消導寒凉與之病轉甚而胎不安予曰此得於飲食後服凉水所致耳。投以大劑理中湯。數劑而愈。

水能滅火飲食後服凉水則傷胃中之陽可知白宜救之理中以養胃氣顧見病治病之

醫家豈能窺尋及此哉見其胃口膜脹不思飲食也則有消導而已矣見其口渴下利也則有寒涼而已矣豈知胃氣轉傷則病勢轉甚而彼猶不知其故也方且謂藥本對症而無如其病犯條款耳嗚呼古今來弄假成眞而求生得死者十中寧有八九也寃哉

桐鄉曹獻辰室人十一月病瘧發則頭重腰痛寒從背起頃之壯熱烙手汗出不止予曰此太陽經瘧也用大青龍湯獻辰曰病來五六日委頓甚矣且病者禀素怯弱又他醫言有汗要無汗帶補爲主今汗如此而子復用此藥恐不能當予笑曰第服此其病自除當晚汗猶未止進

一大劑即熟睡次日不發踰日以補中益氣調理而痊

既爲太陽經瘧乃不用麻黃湯而用大青龍者以症見壯熱烙手汗出不止也即此見前輩用方之訣

一婦人產後惡露不盡至六七日鮮血奔注發熱口渴脇痛狂叫飲食不進或用四物湯調理或用山查青皮延胡索黃芩等行血藥卒無一效予至見諸醫議論紛紜無一確實細切其脈洪大而數予曰此惡露未盡畱泊血海凡新化

之血皆迷失故道不去蓄利瘀則以妄爲常曷以禦之遂以醋製大黄一兩生地黄一兩桃仁泥五錢乾漆三錢濃煎飲之或曰産後大虚藥毋過峻否乎曰生者自生去者自去何虚之有第急飲之果熟寐竟夜次早下黑血塊數升諸病如失矣復用補中益氣調理而安

前案以麻黄桂枝等止汗此案以大黄桃仁等止血變化莫測誰不驚奇而不知其所辨亦止在症所窺亦止在脈也

石門吴弁玉發熱多汗便秘數日不止醫曰此

停食傷寒也。不宜與食，待熱退，始可以稀粥湯飲之。病勢轉甚，延予視之。予問曰：肚中飢否？曰：飢。索其日所用藥，則芩、連、枳殼、花粉、厚朴之屬。予笑曰：子但與飯，病即除矣，無庸此等藥也。病者喜甚，曰：吾本無食，醫言有食，故耐此數日餓耳。然便秘云何？予曰：致新即推陳矣。胃中久無穀氣，故前物積而不下。且子之發熱多汗，一味虛症。遂用參术調補而痊。

發熱而且便秘，似非虛症，不宜遽投參术矣。然多汗不止，則陽中之陽其虧無疑，故以參

术調補而痊也傷寒心法云不能便而能食者倉廪盈溢自能通利不便無憂可見致新即推陳實出至理而所謂槩飯病即除者本非趣話也

沈敔廷孫甫三歲脾虛發腫兩足更甚乳食不思午後發熱頭面羸瘦俗醫云此病如用官料藥便成發黄鼓脹而死但當服草頭藥并以針挑其指出黄水自愈浙西人言出自醫家藥籠中者謂之官料藥俗傳單方一二味謂之草頭藥婦女酷信此說不讀書者從而和之往往以此悞事決不爲戒敔廷力排此說延予調治予

曰此脾虛也非參术不能收功病已發黃鼓脹將死矣草頭藥何以治之且官料藥皆草根樹皮也何出自醫家便爲官料致廷信而服之漸有回色未幾又發瀉又頭上生毒爛至見骨又出瘠皆極重病纏綿不休予一味補正他病見則隨症稍加減之如是者自夏迄冬盡用參幾觔餘纔得脫體次年始長肌肉設惑於衆論能有救否

發腫而兩足尤甚者脾虛下陷也乳食不思者屬陽明胃土受病蓋脾運則陽明之氣上

達而胃開今中州夫運則陽明之氣亦不能上達也補正者補中益氣滋虛者實之下者舉之也夫重症蜂起冬夏遷延而能條收全效固非有定見者不能而知人善任如彼其專且久而不爲庸俗所迷則沈敬廷也者亦豈易得耶至於官料草頭之說直捷爽快尤足破迷

正訛

石門鎮朱殿臣病痢日踰百餘次身發熱飲食不進殿臣以平日所用藥示予率皆檳榔大黃之屬予曰此破氣利血藥也治滯下當調氣不當破氣當和血不當利血以生地當歸白芍黃芩木香等數大劑飲之三日而愈

當調氣不當破氣當和血不當利血二語是治痢家千古不易之則臨是症者當援以爲鵠也

一婦人胃脘痛勺水不入寒熱往來或從火治用芩連梔柏或從寒治用薑桂茱萸展轉月餘形體羸瘦六脈弦數幾於斃矣予曰此肝痛也非胃脘也其病起於鬱結生火陰血受傷肝腎枯乾燥迫成痛醫復投以苦寒辛熱之劑胃脘重傷其能瘳乎急以滋腎生肝飲與之一晝夜盡三大劑五鼓熟寐次日痛定覺餓矣再用加

味歸脾湯加麥冬五味十餘劑而愈

肝痛一症四明實補胃脘諸痛治法之所未及予每亟其意以治肝經血少者加味逍遙散加生地血少而燥者疏肝益腎湯加當歸或左歸飲加柴芍或滋腎生肝或滋腎清肝隨症選方無不立應若從痰火寒食等因求之失之遠矣且痰火寒食等因如有諸內必形諸外而就其標可求其本即如此案中列症云寒熱往來又云六脈弦數則已明明畫出肝處爆痛一症供狀矣臨症者自不察耳然脈症具在識者固自胸中了了也

一婦患內傷症值孕八個月身體壯熱口渴舌胎焦黑醫用寒涼治之予曰無論內傷卽麻黃桂枝症也須先安胎後攻邪今兩手脈數大無

倫虛熱盛極乃復用寒涼陽受陰逼其能久乎投以滋腎生肝飲一劑熱退繼用補中益氣湯而愈

症曰內傷則一補中益氣足以治之矣而先之以滋腎生肝者蓋症見壯熱口渴舌胎焦黑脈見數大無倫則陽邪燔灼脈已無陰不先救以甘溫滋潤之品而遽投參芪升補之劑則陽火愈旺而陰愈受傷矣因爲拈出以告世之不識先後著者

壬寅九月中至海昌封翁楊[redacted]延予診脈并子弟四五人遍診之其次郎在公者六脈動甚因語曰兄脈緊而弦往來無韻不出一月危病

至矣爲之定方而別斯時無甚病其家不之深究十月中忽患咳嗽痰中見血醫作風寒症治數以羌防發散與之十餘日遂大吼喘痰湧如潮作齁鮯聲不得臥坐一人床上以額俯靠其背稍擡頭即喘急欲死走人至杭邀予診之曰以前日脉推之病根固深然不宜困敗如此之速也此殆攻伐之藥逼成之耳無救矣奈何病家哀懇言不幸而先生之言中今時刻難過生死且不暇計得喘息稍甦又作區處予曰定

喘不難無如脈色皆去縱喘定之後仍虛脫而死耳遂朝用參芪歸芍暮用加減八味三日而能臥飲食倍進其家喜甚以爲得生予曰出入廢則神機化滅升降息則氣立孤危今出入升降俱廢息矣縱挽回何所施茲不過暫接命門一絲未斷之氣踰十日必死矣無能爲也已而果然向使病未見之先卽已見之後醫能以大劑塡補峻補之藥投之卽不能如舊尚可稍延歲月不至若是之促耳此可爲庸醫妄肆攻伐

之戒。

徐次鏐案定死期於一年之後此案則決危病於一月之前以其六脈弦緊無韻而皆動也乃其期有遠近者以其脈之動有甚與未甚耳兩案合參愈見四明指下之神

徐彥爲子甫四歲盛夏發熱驚搐不已腰曲目直小便短赤面無神色醫作傷寒治不應邀予視之予曰火燥生風風淫末疾非傷寒也用滋水清肝飲盡一劑而汗解便利熱退予曰瘧至矣翌日果然立用五味異功散加麥冬五味十餘劑而愈

每驗小兒驚症產後痙症以及類中風症悉屬火燥生風而傷寒一症尤多火燥生風者蓋因火燥而後風生風從內出非自外來所以為風淫末疾也醫家若不知其風從火出而雜用羌防芎芷劫風燥血之劑則火得風而轉烈陰被燥而必亡矣只看案中列症先曰發熱次及驚搐便見非熱不生風非風不發搐然其發熱之由總為肝腎陰虛所致其腰曲者腎水虧也其目直者肝血燥也且腎合膀胱肝主疏泄未有肝腎陰虛而小便猶能清利者症雖蜂起其實蟬聯標有不同其本則一類如是也學者須知其審症一毫不爽處始知其處方一綫不走處若第用疏肝益腎及滋腎生肝等劑非不對症然尚有一膜之隔也

細按自知

毘陵董緝風寓湖上、一僕患熱症、遍體壯熱、煩

躁作渴醫作傷寒治予曰發散寒涼過成外熱內轉虛寒甚矣急用補中益氣湯加炮薑一服而汗解熱除再服而飲食進三服而安

內眞寒而外假熱乃長洲所發內經發旨也然如此等症最易辨却最難辨如列症云過體壯熱煩躁作渴則已俱是火症何遽知其內屬虛寒乎蓋以症屬外感則未有旣經發散而反遍身壯熱者內果實熱則未有旣服寒涼而反煩躁作渴者惟其症雖似乎外感而實本於內傷所以發散則亡陰外雖似乎實熱而內本屬虛寒所以寒涼則滅火然則其爲陰盛於內逼陽於外也凡有理解者俱可臆度得之况深究內經之精蘊者哉

吳章成弟八歲發熱悶亂大便不通醫作感藏

治予曰此得之傷食因發散太過遂成虛熱兼風藥燥血故不便耳先以六味飲加肉蓯蓉三錢飲之下黑矢十數枚繼以補中益氣湯數劑而諸病悉除

傷食則氣阻而脾不能運斯時若以六君補中等劑少加枳桔助脾以消食則氣通脾運而發熱便秘等病頃却矣治者乃誤認爲外感而妄加發散則陰虛血燥腸胃乾枯所傷之食因愈秘而不出設再遇粗工吾知非倍進硝黃即重用枳朴耳豈能以滋腎潤腸之劑使陰血濡潤而燥矢自下哉今而後凡只求一便矢以畢其技能者請以熟地蓯蓉代硝黃枳朴可也幸勿膺東莊所稱矢醫之榮號也

一鄉人力田辛苦，復飢甚，飲食驟飽，倦臥半晌，醒後忽瘖瘂不言，如是者二十餘日矣。就予診之，予曰：勞倦傷脾，飢飽傷胃，陽明之氣遏而不升，津液不行，賁門擁溜，故語言不能出耳。以補中益氣湯十大劑與之，偶午睡覺，遍身汗下，言語如常。

以補中益氣治瘖瘂不言，而於喉舌置之不理，罔不共詫爲異矣。詎知亦甚無奇哉，只是窺破受病之源耳。然則何病不有其源，而治病者顧乃昧昧焉，而竟不爲之尋耶？

一鄉人患發背，上距風府，下連腎俞，通塊腫起，肌肉青冷堅硬如鐵飲食俱廢不省人事醫猶用解毒藥予診之六部細數氣血大虧毒將內陷矣急用養榮湯加附子炮薑三大劑而胃氣開十劑而堅硬者散去十之八九只留左邊如茶鍾大焮紅作痛予戒之曰切莫箍藥及刀針氣血溫和毒當自出箍則反遲非時而刺收口難矣彼以不任痛竟受刺出血予曰當倍前藥急服以收口爲虔仍戒以節嗜慾慎飲食兼服還少丹八味丸等藥而愈

症有內外理無彼此彼耑治外症而不懂內症者必其并不明于外症者也故此症若一經外科粗技則惟有敗毒藥以消腫破氣藥以開胃耳寧能顧其本之虧與不虧毒之陷與不陷哉四明內外泛應無不曲當由其脈症分辨處無不清晰更由其內外合一處無不貫徹也

曹遠思內人月水不至四月矣腹痛不止飲食少進醫作胎火治寻曰此鬱血也然氣禀怯弱當補而行之用八珍湯三大劑果下血塊升許腹痛猶未除也以大劑養榮等藥調理而痛除食進

第九案中鮮血奔注反以止蓄之藥利之此症瘀血鬱蓄反以補血之劑行之時而攻人之所不敢攻時而補人之所不敢補詢非有胆者不能尤非有識者不及也

谿人江仲璉冒寒發熱兩頷擁腫如升子大臂膊磊塊無數不食不便狂躁發渴診其脈浮數無序醫作傷寒發毒治予曰誤矣此燥逐風生也用大劑疏肝益腎湯熟地加至二兩許五劑而腫退便解十劑而熱除食進再用補中益氣湯加麥冬五味調理而痊

冒寒發熱者火為寒邪所鬱也鬱久則血為火迫而變生燥症矣然同一燥症而於徐彦

爲之子則用清肝者以彼有小便短赤一症也夫赤爲手少陰本色而見於小便則心火亢甚而達於膀胱矣故用六味以滋腎而加柴梔歸芍以清肝滋腎者滋夫火之所由制也清肝者清夫火之所自生也尤妙在山梔棗仁二味蓋心火旣下逼膀胱而不有屈曲下行之山梔何以因其勢而利導之以泄心經之燥火哉且本經之陽火旣亢則陰氣必虧不有棗仁又何以使歸地之陰斂而納諸包絡之中以滋心經之陰氣哉夫立方各有其旨用方必求其當知彼案用滋腎清肝之妙則此案用疏肝益腎之妙亦可見矣

徐大千孫女十餘歲發熱數日頸項牽綿疼痛二便不利忽四鼓厥逆兩目上竄氣喘口噤牙關不開予診之病自太陽傳陽明今傳少陽甲

乙兄妹遂傳厥陰耳語其家人曰幸年小可救也急以麻黃附子細辛湯一夜盡三劑而始甦五鼓能言矣次用小柴胡湯合瀉心湯等藥調理而愈

凡從陽經傳陰經者不作陰症仍從陽經中治四明治感據症辨經按經用藥如此仲景真不死矣

杭人沈孟嘉妻患吞酸鬲痛屢年矣肌肉枯削幾於絶粒予診之六脈細數此肝木乘脾土也先投六君子湯加炮薑十餘劑覺吞酸減半繼

用補中益氣湯加半夏炮薑十餘劑而吞酸盡去脅痛亦除矣次用歸脾湯倍加木香炮薑吞八味丸而愈

木曰曲直曲直作酸故凡酸症悉屬肝木以酸爲木氣也然此症在他人則混入逍遙左金疏肝滋腎等症去矣四明乃從六脉細數中看出肝木乘脾而用六君補中等劑以培脾土并加炮薑之辛以制肝木之酸復用歸脾八味補火生土以善其後試問今人臨症誰則能如此之分明不爽耶

呂仲嘉內人在室十四歲時病寒熱往來迨後適仲嘉又十餘年寒熱如故或作瘧治或作虛

治尫羸枯削幾於骨立延予診之予曰此非瘧非虛乃血風症耳以五茄皮散加熟地二兩每劑共藥五六兩許水二升濃煎一升每日盡一劑如是者二十劑而寒熱頓除

此案症治原從準繩中脫胎來者然如此審症非獨具有隻眼不能

吳維師子甫十歲發熱口渴胸腹悶痛予曰少陽陽明症也用加味小柴胡湯是夜發暈逾一二時維師驚甚予曰無傷也但此病不傳瘧必傳痢逾三日熱退果少腹痛先解黑矢無數隨

後便膿血而痢矣連用當歸解毒湯五六劑而痢除繼以六君子湯調理而安

胸痛發熱少陽症也口渴腹悶則為陽明症矣瘧發寒熱少陽症也便痢膿血則為陽明症矣然症尚未來四明何自而知之蓋以症屬兩經合病則可知邪併於少陽自當傳瘧毒歸於陽明自當傳痢其所以不傳瘧而傳痢者則以小柴胡湯乃少陽之的劑也服後既見發暈則少陽之邪業經汗散特以正不勝邪故不能托之盡出耳然即有未盡而既逾三日則已由經入府而於少陽無與矣尚何傳瘧之有哉故知將來流痢前輩亦只是就現在本病依經據理而斷之非幸胸臆兾希偶中也學者於此等處果肯做箇題目仔細入思議來則因此識彼久則後來亦可居上矣誰謂古今人竟不相及也

范中行自省歸石門感冒風寒又過於房勞發熱昏悶醫以爲傷寒也羌活柴胡投之不應又以爲陰症也肉桂木香投之又不應熱且愈甚飲食俱廢舌黑如炭八日不便醫正議下予往胗之脉細數而沉因語之曰陰虧甚矣胃氣將絶矣非温和甘潤之劑弗能救也急以左歸及滋水清肝等藥重加參耆服之他醫以爲不大便奈何議補予曰子以爲承氣症耶誤矣第服藥自得便至第四日果下黑矢升許熱退舌亦

己任編　卷四　四明醫案

紅潤但尚未進食病家猶以用補爲嫌予慰之日本內傷症一補中益氣療之足矣無奈粗工雜投胃氣轉傷不能即復今以藥補之以稀粥調之不過數日自然知味公等勿憂病家不信另延一醫重用承氣湯服至二劑不得便病勢反劇無顏再懇予往禾中延薛楚玉楚玉至病家叙述病情及用藥次第楚玉曰旣用熟地而便效可知矣何至舉將收之功而棄之耶今無能爲矣踰數日果歿病家目楚玉爲予黨究不

之信、嗟夫、舉天下學問之人、而盡目之為黨、為彼之醫、不亦難乎、

此等症一則敗於醫藥之亂投一則敗於主見之不定遂舉將收之功而盡棄之良可惋惜然病者既因勞力致感而又過犯房勞則亦是自就死地也懸此以為輕生好色者戒

老友徐五宜之從姪次鏐病咳嗽、予細診其脈、六部皆動、心竊疑之、因問君嗜酒乎、曰然、又問君得毋服天麥門冬生地知母貝母等類乎、曰、服逾斤許矣、予曰君病與此等藥相反、可禁勿服、寫歸脾湯六味丸兩方與之、予歸與用晦語

曰次鏐病即素問所謂二陽之病發心脾也其人必勞心過度又嗜酒多慾急救三陰乃爲良法醫以陰寒偪之火無所洩其怒遂成燎原之勢今六脈純是陰火有出無入不踰年死矣是時座上有數客皆驚曰次鏐無恙不過患傷風何遽至是予曰脈法當如是耳八月中予適與用晦寓孤山次鏐邀予至天竺曰聞子善太素乞爲我診辛丑可得第否予曰太素兩字出在三墳後人竊之以欺天下之耳目且造爲歌訣

妄言禍福。軒岐無是也。但素問自有一種榮枯壽夭貧富貴賤得失成敗之説。要不出乎聖人吉凶悔吝善惡逆從之理。其道甚微。然我能約畧言之。診畢、予語之曰、辛丑固好、然不若甲辰更得當也、次問壽、予曰、子年甫三十外、不必問壽、予察其意、惟以科名爲急、不及病情、似難直言、其尊人大千公、忠厚長者、遇予極厚、急返石門往告曰、令郎脈氣不佳、如北上其不返乎、公何不阻其行、曰、予固阻之、弗能也、因爲製大料參膏、語大千曰公當戒令郎不絕服之。庶可冀其還家。如或以火不清不宜補。殆矣。到京果聞人有以前說進者、次謬信之、用發散寒涼不十劑、吐血而絕。

本必有根水必有源而病亦必有本本者所以致病之根源也長洲醫案二十四種卷帙甚繁然一言以蔽之只是治病必求其本耳案中勞心過度嗜酒多慾八字乃病者所以致病之本也醫家早以歸脾六味直從本治寧遽至是何不知出此而以陰寒偏之已濱於死而又用發散寒涼等劑遂使三陰立盡耶可慨已

已任編卷四終

# 己任編卷五　東莊醫案

潛邨楊乘六僭評
輔仁社諸子共較

業師徐先生號五宜壬寅秋患滯下膿血晝夜百餘次裏急後重醫診之曰脈已歇至矣急用厚朴青皮檳榔枳殼木香等或可挽回業師與鼓峰最契習聞理解頗疑之不肯服時鼓峰歸四明予往候曰爾試爲我診之脈洪弦而數或一二至或三四至或五六至輙一止予曰毒及

少陰矣當急顧其陽明方用生熟地黃各一兩歸芍丹皮黃連各三錢甘草五分羣醫議予方云痢疾一症雖古名醫所用藥不過數味耳今蠢反常法恐無當於病服之必飽悶增劇矣次日往候次數尚頻而急重已除診其脈洪數亦減至數相續是日復用前方病去大半又次日去生地黃連加人參白朮山藥茯苓等藥飲食大進午後師自按脈曰爾前謂吾脈尚弦此刻漸減矣診之果然而至數復有止狀或駭曰病

退而脈復變得無恙乎寻曰無妨也歇至者即古代結促之俗名也若沖氣中絶臟脉自見者危今吾師歇至本以壽盛擁遏隧道陰精不承故一二至或三四至或五六至而止也經曰數動一代者病在陽之脈也洩及便膿血今寻去陰藥過甚進陽藥太驟中臟得和則木土和而胃氣安故飲食進而壽尚未盡者亦隨壯氣而旺故復有止狀也於方中仍加生地黃連即平矣如言而安

痢疾一症惟王損菴論獨得其奧而法亦極其詳故爲治痢者未有不以準繩爲準繩者也是案議論症治與辨晰脉義處尤足補準繩之所未及學者其併入準繩痢疾條下參看可也

姚江姻友陳紫綺內人半產胎衣不下連服行血催衣之藥四劑點血不行胸痛瞀亂予往視曰此脾失職也先與黃芪一兩當歸一兩下咽而瞀亂頓減時有以準繩女科中惡阻血不下及胞衣不下方書一本進者上註某方經驗某方試效紫綺以示予曰中有可用否曰一無可

取。遂用大劑人參白术芍藥黄芪當歸茯苓甘草等藥。一服而惡露漸至。皆驚嘆曰古方數十一無可用而獨以是奏功準繩一書眞可廢也寻曰惡是何言王損菴醫之海岱也顧讀書者自不察耳若唯以惡阻及胞衣不下條中求合吾方宜其謬也試以血崩及血下不止條中求之吾方可見矣葢此病本氣血大虧而致半産脾失統血之職水湮土崩衝決將至故生瞀亂不爲之修築而反加穿鑿是虛虛也吾正憂血下之不止而彼且憂血之不下其不合也又何怪焉曰今從子法可遂得免乎曰不能也穿鑿過當所決之水已離故道狂瀾壅積勢無所歸故必崩急服吾藥苐可固其隄岸使不致蕩没耳至第三日診尺內動甚予曰今夜子以前必崩矣去予家尚遠因留方戒之曰血至即服至黃昏果發如予言得無恙方即補中益氣湯加參芪各二兩也次用調補脾腎之藥而愈

凡半產總屬氣血兩虧所致可知半產後之胎衣不下亦是氣虛不能推送血虛不能潤

利之故行血催衣等劑亟當禁忌乃每見女科庸技臨此等症非查肉桃仁即紅花香附祖授師傳只此數味而不知其入人腸胃利如鋸斧也特示此案以救之

姪倩鍾靜遠暑傷元氣便血胸膈滿悶數至圊而不能便醫用半夏厚朴蒼朮枳實山查青皮檳榔延胡索杏仁花粉諸破氣祛痰藥便益難胸益悶遷延半月許寻往視舌起黑胎發熱胸膈痛甚脉浮數曰此藥傷眞陰火無所畏故焦燥也且問醫治法云何曰三次下之矣邪甚不能解今當再下之耳寻曰脈數奈何則唯唯無

所應手乃重用生熟地黃以丹皮歸芍佐之飲藥未半甌即寒慄發戰通體振掉自胸以上汗如雨舉家驚疑迎醫視之則不知其爲戰也妄駭謂吾固知補藥不可服今果然急濃煎陳皮湯及生萊菔搗汁飲之云唯此可解地黃毒也繼進涼膈散倍硝與大黃下清穢數升復禁絶飲食粒米不許入口舌轉黑胸轉悶羣醫又雜進滾痰丸大小陷胸湯等劑劇甚垂危復邀予診之脈數極而無倫痰擁脅痛氣血不屬症已

敗矣非重劑參朮不能救也先以新穀煑濃粥與之胸膈得寬乃稍稍信予試進參朮等味得汗下黑矢神氣頓安而痰嗽不止所咯皆鮮血向有痔疾亦大發痛不可忍脾下泄其家復疑參朮助火予曰此參朮之力不及不能助火生土耳遂投人參二兩附子六錢炮薑吳茱萸肉桂補骨脂芪朮歸芍藥稱足一服而咯血卽止痔痛若失但恐悸不能寐吸氣自鼻入口覺冷如氷雪雖熱飲百沸下咽卽寒痛欲利乃製一

當茶飲子用人參二兩熟地黃二兩炮薑三錢製附子六錢濃煎頻飲入口便得臥每日兼用參附養榮湯元氣漸復時鼓峰至邑同邀過看鼓峰問靜遠曰曾舉幾子矣靜遠駭曰吾病豈終不起耶何遽問此鼓峰曰非也臟腑多用硝黃攻過盡變虛寒生生之源爲藥所傷今病雖愈不服溫補恐艱於生育耳故予每與用晦言醫當醫人不當醫病也靜遠乃震悟曰非二公幾殺我

任醫如任將皆安危之所係也然非知之深者不能信之篤非信之篤者不能任之專故惟熟察於平時而有以識其蘊蓄乃能傾信於臨事而得以盡其所長使必待渴而穿井鬬而鑄兵則倉卒之間何所趨賴一旦有急不得已而付之庸劣之手最非計之得者觀病家與東莊誼關至戚乃信任不專而幾爲庸醫所殺可鑒也倘有閱是案而留意於未然者又孰非不治已病治未病不治已亂治未亂之明哲乎○此症已瀕於死而東莊復置之生非如此破格挽回豈能出奇奏效耶觀其所製當茶飲子具見良工心苦矣○醫當醫人不當醫病一語深合內經治病求本之旨從長洲醫案中細體之自見

姚江錢萇都子五歲病疹泄瀉兒醫謂疳毒最宜於瀉不復顧忌以清火爲急寒涼縱進病勢

殊劇來邀予視面色兩顴嫩紅時咳牙喘急口渴甚飲水不絕脈洪緩如平壯人予曰脾急矣速投人參白朮當歸黃芪陳皮甘草茯苓木香以救之一劑覺安次日有隣族人來候驚阻之曰誤矣小兒有專門豈可令腐儒治之吾所聞瘄病以發散清涼解毒爲主今半身瘄潮未退而用溫補必不救矣其家懼遂不敢再服閱二日髦都復來見予曰諸症復如故如何予曰豈有是理哉君戲我耶曰日來實不服尊劑乃述

其故予曰君試急歸令郎天柱倒矣别去頃之馳至曰果如公言奈何急服前方何如予曰前方救虛也今加寒矣非桂附不能挽也曰顴紅喘急口渴飲水俱是熱症而公獨言虛寒何也曰陰竭於內陽散於外而寒凉復逼之陽無所歸內真寒而外假熱此立齋先生所發內經微旨非深究精蘊者不能信也髡都歸達泉服之一劑而天柱直二劑而喘渴止三劑起行嬉戲戶外

觀此案則知小兒疳症亦尚有陽虧者誰謂稚幼純陽必無補陽之法耶

吳華崖先生館僮夏月隨役湖上歸感熱症下利膿血身如燔炙予過視之曰此陽明病也不當作痢治視其舌必黑而燥夜必多讝語其父母曰誠如所言請診之則脉已散亂忽有忽無狀類蝦游不可治也華崖强予治之云固知無生理亦冀其萬一不得已用熟地黄一兩生地麥冬當歸白芍藥甘草枸杞子佐之戒其家曰汗至乃活次日復往曰昨夜熱不减而讝語益

狂悖但血痢不下耳服藥後見微汗少頃即止殆不可治乎曰無驚且診之則脈已接續分明洪數鼓指乎喜曰今生矣仍用前方去生地黃加棗仁山藥山茱萸牡丹皮連服六帖其家以讝妄昏熱不減每日求更定方乎執不可姑再忍定以活人還汝是日診其脈始歛而圓乃曰今當爲汝去之用四順清凉飲子加熟地黃一兩大黃五錢下黑矢數十塊諸症頓愈越二日薄暮忽復狂讝發熱喘急口渴舉家惶惑謂今

必死矣予笑曰除是服庸醫藥不然雖梃亦擊之不死也豈惡吾言乎得汗即活矣遂投白朮一兩黃芪一兩乾薑三錢甘草一錢當歸芍藥各三錢盡劑汗如注酣卧至曉病霍然已或曰陽明熱甚當速解其毒在古人亦必急下之以存真陰之氣今子先補而後下其義何居予曰毒火燔熾涼鬲承氣症也而其源起於勞倦陽邪內灼脉已無陰若驟下之則毒留而陰絶死不治矣不聞許學士治傷寒乎發熱頭痛煩渴

脈浮數曰此麻黃證也然榮氣不足未可發汗先以黃芪建中湯飲之其家煎迫發汗語至不遜許但忍之至五日尺部脈應方投麻黃而愈因謂醫者須顧表裏虛實待其時日若不得次第暫時雖安損虧五臟以促壽限何足貴哉南史載范雲病傷寒恐不預武帝九錫之賀責良醫徐文伯以速效文伯曰此誠不難但二年後不復起耳雲強之文伯燒地布桃葉以法汗之翌日果愈雲甚喜文伯曰不足喜也後二年果

卒夫取汗先期，尚促壽限。況可不顧臟腑脈症而妄下乎。或曰：此則聞教矣。問曰：復病而予又以他藥愈之，何也？曰：病從陽入，必從陽解。今陰氣已至，而無以鼓動之，則榮衛不洽，汗無從生。不汗則虛邪不得外達，故內沸而復也。

先補後下與先補後汗，皆虛回後瀉邪意也。至於病從陽入必從陽解之義，則更發前人所未發，非精察內經深蘊者，未許窺其妙義。

亡友孫子度姪女適張氏，病半產，咳嗽吐血，脉數而濇，色白，胃滿脾泄。醫用理氣降火止血藥益甚、予投理中湯。加木香、當歸、倍用參、术、而血止。繼用歸脾湯。及加減八味飲、予諸症漸愈。時鼓峰從湖上來、邀視之。鼓峰曰、大虛症得乎至此。非參术之力不能。今尚有微嗽、夜熱時作。急宜温補、以防將來。因定朝進加減八味丸、晡進加減歸脾湯。未幾遇粗工、語之、詫曰、血病從火發、豈可用熱藥、遂更進清肺凉血之劑。病者覺胃脘愈煩憹、飲食不進、而迫於外論、強服之。逾月病大發、血至如湧、或紫、或黑、或鮮紅、病者怨恨復來招予往視之曰敗矣臟腑爲寒凉所逼榮衛既傷水火俱竭脈有出而無入病有進而無退事不可爲也未幾果殁仁齋直指云榮氣虛散血乃錯行所謂陽虛陰必走也曹氏必用方云若服生地黄藕汁竹茹等藥去生便遠故古人誤解滋陰二字便能殺人况粗工并不識此隨手撮藥漫以清火爲辭不知此何火也而可清乎所用藥味視之若甚平穩詎知其入人腸胃利如斧鋸如此可畏哉夫血脫益氣猶是

粗淺之理此尚不知而欲明夫氣從何生血從何化不亦難乎操刀必割百無一生有仁人之心者願於此姑少留意也歟

病家之要全在擇醫然而擇醫非難也而難於任醫任醫非難也而難於臨事不惑確有主持而不致朱紫混淆者之爲更難也倘不知此而偏聽浮議廣集羣醫則騏驥不多得何非冀北駑羣帷幄有神籌幾見圯橋傑監危急之際奚堪庸妄之誤投疑似之秋豈可紛紜之錯亂一着之謬此生付之矣以故議多者無成醫多者必敗從來如是也如此症若信任專而庸技不得以間之亦何至舉將收之功而棄之哉毋一經目殊深扼腕

徐鸞和內病咳嗽醫以傷風治之益甚邀予診

則中虛脈也曰鼻塞垂涕痰急皆傷風實症何得云虛予曰此處眞假所辨在脈庸醫昧此枉殺者如麻矣彼不知脈請卽以症辨之其人必晡時潮熱嗽甚至夜半漸淸至晨稍安然乎曰然然則中虛何疑乎所可喜者正此鼻塞垂涕耳乃投人參白朮當歸黃芪白芍藥各三錢軟柴胡升麻各一錢陳皮甘草五味子各六分三劑而咳嗽立愈再往胗謂之曰上症已去惟帶下殊甚近崩中耳驚應曰然卽前方重用人參

加補骨脂阿膠各二錢數劑兼服六味丸而愈

南湖沈松如舉此案問予云於鼻塞垂涕中診得中虛人或能之於咳嗽既愈後看出帶下東莊果何所見耶予曰東莊亦只是於中虛脉症中討出消息耳蓋中氣者金賴以生而水藉以攝者也中氣一虛則上不能生金而病咳嗽下不能攝水而患帶下蓋此症之咳嗽與帶下論其標則上下分見求其本則金水同原總屬中虛所致也得其致病之源則自可據其現在之本病以測其將來之流病矣況其爲已見之病端哉又問東莊以鼻塞垂涕反爲可喜其義何居曰皮毛者肺之合也肺失所養則腠理不密外邪易入其鼻塞垂涕者乃太陽經傷風表症也邪之所凑必先皮毛一入皮毛即犯太陽故凡感症以見咳嗽爲輕凡咳嗽以見表症爲輕者以其邪未深入耳又問咳嗽與帶下既皆中虛所

致宜其病則俱病治則俱治何爲咳嗽既見而帶下未見耶且咳嗽既愈而帶下反甚耶豈其既能生我所生而猶未能制我所制耶曰此則病之見也有先有後醫之治也有次有序緣土困則金即衰故咳嗽先見其不僅用補中而加白芍五味者以非補土無以生金而補土又不可以不生金也清升而濁始降故帶下後見其不僅用調中而加阿膠故紙者以非崇土無以攝水而崇土又不可以不攝水也尤妙在重用人參與兼服六味蓋非重用人參則不能峻補其下非兼服六味則不能使水歸其壑所謂因其勢而利導之使利機關而脾土健實也揣東莊之意大率如此子以爲何如

吳、尹明子、十歲、患夜熱二年餘、頷下忽腫硬如石、面黃、時時鼻衄如注、孟舉致予看之、疑久病必虛預擬予用參术等方予脈之沉鬱之氣獨見陽關曰病敦阜也用石膏藿香葉梔子仁防風黃連甘草等領腫漸軟面黃復正繼用黃芩枇杷葉玄參枳殼山梔茵陳石斛天麥門冬生熟地黃等重加黃連而衄血夜熱悉除孟舉笑出所擬方以爲非所料云

如遇此等脉症即東莊亦未始不用寒涼看黃葉村庄與東莊最契其所用方尚難預料可知寒熱攻補須憑所遇脉症隨宜而用原未始先存成見也乃有謂東莊派只一味好用溫補者此不知東莊之言耳知東莊者其敢爲此言乎

從子在公婦半産惡露稀少胸腹脹甚脉之濡數當重用參耆不然必崩因力艱未服已而果崩潰不止下血磈如拳如碗大者無數神氣昏憒兩足厥冷至少腹兩手厥冷至肩額鼻俱如冰頭上汗如油旋拭旋出按其脉至骨不得見予投大劑補中益氣湯加人參一兩未效急用人參一兩附子一兩炮薑二錢濃煎灌之至暮漸減予戒曰俟其手足溫卽停藥至三鼓手足盡溫崩亦止家人忘予言又煎前方進之比曉

枸杞子甘草
生地熟地當歸白芍

予往視脉已出而無倫痰忽上湧顆水不能飲入口即嘔吐并獨參湯不能下予曰此過劑所致也即投生地黄五錢熟地黄一兩當歸芍藥枸杞子各三錢甘草一錢濃煎與飲病者意參飲尚吐况藥乎不肯服予强之曰試少飲必不吐進半甌脉安遂全與之盡藥而痰無半點神氣頓清矣午後體發熱予曰此血虛熱恒理也復用十全大補調理而瘥

既因力艱不能救虛於未崩之前崩後見症俱屬虛上加寒則非薑附不能挽矣猶用前

方止以救虛此均是失之不及處迨至三鼓手足盡溫則一陽之復於半子者已遍達於四表矣乃又誤進前劑以致脈出無倫痰湧嘔吐點水不入不又失之過劑乎舉此可見臨症制方凡前後次第及輕重緩急皆當合宜而用若過與不及無論方不對症也即使對症亦堪殺人

其可畏如此

吳維師內患胃脘痛叫號幾絕體中忽熱忽止覺有氣逆左脇上嘔吐酸水飲食俱出或疑停滯或疑感邪或疑寒凝或疑痰積予脉之弦數重按則濡蓋火鬱肝血燥耳與以當歸芍藥地黃柴胡棗仁山藥山萸肉丹皮山梔茯苓澤瀉

頓安，唯胃口猶覺劣劣，用加味歸脾湯及滋肝補腎丸而愈。

列症中既云覺有氣逆左脅上嘔出酸水，則即不知脉而第以症驗之，已明明是肝血燥痛矣，何諸醫議論紛紜，茫無確見乎？想緣此症在四明，東莊以前無人闡明其義耳。然試問四明東莊兩家，從誰氏醫案中參究得來耶？

家仲兄次女，年十四，新夏患感症，項强，頭痛，身熱，仲兄治之，旋愈，惟熱尚未解，至第七日，予適候兄，命診之。予曰：汗至解矣，不必藥也。惟身凉當服補中益氣湯加黄芩數貼，不則慮其復耳。

果得汗愈遂不肯服藥越數日果復又二日兄名予視則體燥熱甚舌胎乾黃口渴遍身疼痛舉手足俱呼痛不可忍胸腹尤甚臍上有塊高起如鵝子大按之堅如石痛欲死兄曰補之乎下之乎予對曰下之則死補之則甚苐可潤也耳兄曰得之矣用人參地黃當歸芍藥甘草麥門冬枸杞子丹皮煨薑飲之即熱睡醒覺寒慄發戰汗沾被席遂失臍腹硬塊所在痛止熱解翌日下黑矢而愈

會得陰氣外溢則得汗陰血下潤則便通之義方知東莊此案中第可潤之一語之妙。其下之則死補之則甚二語雖是偏就此症而論然足與景岳實而誤補不過增病病增者可解虛而誤攻必先脫元元脫者無救矣數語合璧也

一長姓者好學深思士也年十八歲秒得齒衄及手足心熱恍惚不寧合目愈甚盜汗胷前出如油間或夢遺或不夢而遺伊叔錄脈症求方予曰脈不敢憑據所示症乃三焦包絡火遊行也試用後方治之方用連翹黃芩麥冬生地丹皮丹參茯苓石斛滑石粉辰砂甘草白豆蔻仁

等服七劑而愈及明年用功急迫至夏其症復發就便醫治皆云不足症用溫補腎經及澁精等劑服之日劇又進溫補腎經丸料觔許愈劇至不能立立則足腕下刺痛見者洶洶謂爲弱症矣始疑俗醫之謬乃駕舟就診予曰尊體雖尫羸而面色憔悴之中精神猶在已診問曰近服何等湯劑出示方予曰生藥舖矣何得不凶且少年朴實人何必用溫補曰手足心熱奈何曰勞心人大抵如是曰夢泄則奈何曰夢洩人

人各殊子乃心腎不交所致與夫盜汗怔忪等皆三焦包絡之火遊行而然藥宜清凉遂用連翹生地黄芩丹皮茯苓丹參甘草升麻石斛麥冬北五味燈草服十餘劑又用麥冬熟地生地滑石石斛茯苓芍藥丹參神麯辰砂作丸守服而愈

血從齒縫中或牙齦中出名曰齒衄係陽明少陰之症蓋腎主骨齒者骨之標其齦則屬胃土又上齒止而不動屬土下齒動而不止屬水凡陽明病者口臭不可近根肉腐爛痛不可忍血出或如湧而齒不動搖其人必好飲或多啖炙煿肥甘豢養所致內服清胃湯

外敷石膏散，甚者服調胃承氣湯下黑糞而愈。或有胸虛熱者，以補中益氣加丹皮、黃連亦得。少陰病者，口不臭，但浮動，或脫落出血，或縫中痛而出血，或不痛，此火乘水虛而出，服安腎丸而愈。余嘗以水虛有火者用六味加骨碎補，無火者八味丸加骨碎補，隨手而應，外以雄鼠骨散敷之，齒動復固。又小兒疳症出血，口臭肉爛者，蘆薈丸主之。○東莊此案可爲凡症屬三焦包絡之火遊行者立一準繩，并可使慣用溫補者推而廣之，不致誤以此火認爲無根之火，故從西塘治法備總稿中錄存之。○古人立一方必有一旨，若近來醫方見某病即用某藥，一方中必下數十味，直是一紙藥賬矣。案中生藥鋪一語快極。

新安許開雍病齒，上齦從耳根痛起，便苦楚不可耐，醫用平胃降火藥，日增劇。予診之，關滯而只裏授方以熟地黄爲君杜仲枸杞子女貞子甘草黄蘗山藥山茱萸爲臣佐其尊人青臣舉以問醫曰此方何如醫云大謬不可服問其謬狀曰齒病爲陽明之火與腎何干而俱用補腎藥耶青臣曰果爾則吾知此方之妙矣乃更邀予往視之余曰病見於上而治當從下起此有步驟不可責速效也青臣曰唯命乃仍用前藥數劑繼用人參白术茯神甘草白芍藥棗仁遠志肉當歸黄芪牡丹皮數劑痛已減而未去也

予診其兩尺已應右關已上皆平和惟左關尚
鬱塞曰今當爲君立除之遂用補中益氣湯加
龍膽艸卽愈後小發復加减前方愈之因囑之
曰此雖小疾而其根在下當謹調攝無使頻復
也青臣以爲奇亦令予診脈得風木之氣太過
法當卽見痰症矣微言之未數日夜間痰忽上
湧如中風狀遂復名予診脈洪弦而堅予曰此
類中風根也今發幸輕且精力尚强實培脾土
則風木自能退聽可無害也但杜征南所謂平

吳之後正煩聖慮耳乃用六君子湯合玉屏風散與之數帖而愈予謂宜連服百餘貼及都氣丸二三料以絶其株荄俗儒阻之曰服參過多補住痰涎禍不旋踵不可從也因猶豫停止然頗慎調攝今幸無恙

症見齒上齦從耳根痛起診得關滯尺衰在吾輩處此必當投以大甘露飲去茵陳枳殼而加柴胡丹皮矣乃始則不用甘露而用左歸繼又不用逍遥而用歸脾後復不用歸脾而用補中何令人莫測也然細按之則見其主方之當加味之精矣

孟舉僕錢姓者患夢洩不止夜熱羸弱予用甘

溫治之夢洩頓愈惟夜熱未除他醫進清涼之藥身大熱下利膿腹痛不可忍更醫治痢雜薑桂苓連益狼狽下鮮血或如屋漏或如豬肝或如魚腦汁復迎予視脉數大而堅此挾虛感熱醫不得次第致血虛而毒盛也與當歸丹皮芍藥澤瀉茯苓地黃加黃連數劑而痢止時適與友人集公所其家人馳至曰頃忽增一病患小便內痛點滴不能便便後痛愈甚正號呼牀席求急解之予思良久問痛連少腹乎曰否予曰

吾知之矣急歸取丸子兩許令急吞之下咽少許時痛若失而便通矣孟舉驚問何藥其神如是則金匱腎氣丸也孟舉曰苓連桂附兩者冰炭他人用之兩敗而今則兩以奏功何也予曰此所謂次第也毒傳脾腎不先解之而驟用薑桂則其焰益張不得已用寒涼救之熱毒旣去虛症乃見命門無氣腎將敗矣故急以桂附回之也孟舉曰焉知便痛非毒甚予曰毒甚則必下利仍頻體反加熱矣未有痢止身涼食進

而毒甚者故知其非也。且毒甚而痛。乃火逼膀
胱而致。則必痛連少腹。今少腹反不痛。故知其
爲腎氣寒也。孟舉驚案稱善越數日其人正飯
與人爭辞。復大發熱此木抑土虛而食復也。與
補中益氣湯熱漸退但不寐左横骨下堅硬飯
食過之俱有礙適有醫者過其門令診之曰傷
寒心下痞不當用參朮孟舉問予予笑曰渠輩
慣誤下人。故熟此症。予未嘗妄下。故不識也。孟
舉曰吾固知其非。姑舉爲一劇耳。請問此何病

當歸　人參　白朮　黃芪(炙)　[illegible]
茯神

也曰是爲肝脹曰得毋抑積停滯乎曰如所言當連右骨下曰飲食不經於肝過之而礙何也曰肝怒則葉張右侵於胃胃虛受侵賁門側塞故礙也經不云乎肝大則逼胃迫咽迫咽則苦鬲中且脅下痛肝高則支賁切脅悗爲息賁此之謂也乃以加味歸脾湯吞八味丸加補骨脂吳茱萸杜仲等飲之而平

其反覆辨症處遡流窮源既極精透其次第用藥處得心應手又甚神奇此等案一出眞可拓後學之心胸擴羣醫之見解識者諒不以予言爲阿其所好也。每驗怒氣易動者

最多肝脹一症其左脇骨下痛而有塊扁大如痞實非痞也乃肝葉血燥不肯下垂故也

吾友董兩舟夏月搗膏勞力致感頭痛發熱服解表之藥不效其長君方白來問予予曰子不觀東垣脾胃論乎服補中益氣加北五味麥冬自愈矣如予言服之頓安復起作勞仍發熱頭痛别用清解藥增甚予同葉御生往候之四肢微冷胸腹熱甚煩悶腰墜下少腹脹痛不能小便時旁觀者謂重感風邪所致力主發散予曰虛邪內鬱正以勞倦傷中真氣不足不能托之

使盡出又遇清涼其火下逼膀胱責及本藏故然安可攻也請以滋腎飲子合生脉散與之何如御生論與予合竟投之得睡醒熱解小便通矣留方補之而别翌日方白至云内熱時作煩悶頭痛亦閒發不盡去予曰餘火未散移熱於上也用軟柴胡人參白术黄連丹皮甘艸茯神等而愈

不能小便一症除合補中合生脉症外其餘非寒結膀胱即熱逼膀胱所致其辨驗全在少腹如不能便而痛連少腹者爲熱少腹不痛則爲寒故同見是症而前案以益火取效

此案以滋水得功炎上潤下判若天淵互相研究愈見前輩因症制方一綫不走之妙

未幾其内人亦病感症久不瘳予用清肝醒脾之藥病解復患瘧用六君子治之不應用補中益氣加半夏治之又不止予請再診之曰得矣此鬱火爲瘧也用龍腦葉貝母黃連丹皮生白术茯神生芍藥當歸甘艸陳皮柴胡即安復用補中益氣湯加黃連數貼遂健如常

經云木鬱則達之火鬱則發之加味逍遥散正所以透發鬱火之的劑也然此案不用山梔而用黃連者以山梔屈曲下行不若黃連運用在上尤能達心胃之鬱也其復用補中

者升木以培土也其又加黄連者左金以平
木也前輩臨一症必尋其源處一方必求其
當類如此學者須
逐案細心參究之

吾友徐方虎以妹病名予病已浹旬矣切其脉弦而數脣焦黑生皮如蝙蝠翅剪去復生齒枯舌黑如炭中起刺狀如焦荔枝殼體熱痰急予曰此小柴胡症也何遽至此豈服苦寒攻伐之藥耶方虎述病狀曰初病寒熱起月事適至醫用發散未效繼用大柴胡下之利行而病不解舌始燥始痰起塡膈又用陷胸加化痰藥又不

欬熱益甚，乃用三黃合犀角地黃湯服之，舌始黑，唇始生皮，煩惋不得臥，今當如何？予曰：少陽之邪不得上達，熱抑在下，病及衝任，以苦寒逼之，火急水爍，逆乘於上，腎肝竭矣。乃投熟地、生地各一兩，當歸、芍藥、丹皮、茯苓、山藥、麥冬、山萸肉、甘草佐之，頓安，而唇舌症未退。予曰：無慮，得汗而便即解矣。曰：前已下而益甚，今何言便解也？予笑曰：正唯此處須讀書耳。遂大進參、耆、歸、朮，而汗至，下黑矢甚夥，諸症悉退，唯痰尚多，舌

胎尚有未盡每至夜則煩悗不了了予曰此衝任病未解也仍用初方加芍藥及桃仁泥各三錢一劑而起

據所述病狀云初病寒熱起則知邪在少陽顯屬小柴胡症矣斯時若以小柴胡湯養汗以開玄府使少陽之邪得以上達何至熱抑在下而病及衝任哉即病及衝任經水適來矣不以苦寒逼之而仍以小柴胡湯加歸尾等調之又何至唇焦舌黑變出爾許肝腎陰虧之危候哉然此等處吾不咎若輩之悍於誅伐也咎若輩之昧於審症耳并不咎若輩之昧於審症也咎若輩之誤於讀書耳東莊醫道得力於四明四明於左歸飲條下云傷寒舌黑唇焦太渴引飲此必服攻伐寒凉之藥過多也此方主之今即就此一案一一按

其論病處方足見高呂兩家固自心心相印也

時方虎病三陰瘧、已四年矣、幸所治皆武林名醫、服藥得法、不至潰敗、用人參幾十餘斤、然年久病深、至此遂不能支、形肉盡脫、飲食不進、每覺有氣從左脅上衝、卽煩亂欲脫、奄奄幾殆。乃重用桂附芍藥地黃、加以養榮逐翳之藥、冬至日正發期、是日遂不至、

四明治久瘧不愈諸藥不效者以養榮湯送八味丸仍於湯中加熟附子一錢謂十劑必除東莊亦云久瘧用補中益氣不效者八味丸有神應予每得其力按八味丸乃益火之

原以消陰醫者然則案中所謂養榮逐翳者因即祖四明以養榮湯送八味丸之家法也

而其愈於冬至日者益陽生於子陽回則陰自退舍耳

未幾又有適蔡氏姊病感症遣力迎予時以事滯武林不得往來促數次及予至則病亟矣方虎道病狀謂此病甚怪攻之不可補之不可調和之又不可眞反覆無計予曰攻法吾可臆度得之請問其補法調法方虎曰始用疏表及降火清痰之劑半月愈甚胷前脹痛用溫膽湯及花粉瓜蔞等此調劑也服之嘔逆痰氣反急昨

用理中加肉桂延胡索陳皮枳殼香附半夏等此補劑也服之痛結不可忍至今號呼不絕醫謂調補不應治法窮矣予笑曰所謂補與調和者是耶無論理中湯外加入破氣傷胃之藥反益其痛即理中湯中甘草一味若蚘發作痛即非所宜不記仲景安蚘散去甘草加椒梅乎方虎曰向多蚘結症今補不止無疑矣然則如何余曰吾仍用理中湯去甘草加白芍藥三錢木香五分進之痛减半按其脈細數甚口渴欲飲

水不能嚥進湯粥吐手足時冷時熱面顴嬌紅不定體如燔炙余曰此邪火內沸怒木乘土五陽火隨之上燔下爍眞陰龍雷飛越以藥驅之陽格於外伏陰沍結而致遂將大八味丸作飲與之曰得汗病已黃昏初服藥少頃方虎出曰服藥訖卽少睡看面上嬌紅立退爲白頃乃索被蓋予曰候之至矣及三鼓有老嫗叩門曰此刻熱急氣促煩亂不可言請再進視之予曰無庸吾欲臥無擾我至黎明起診之脉緊數至八

九至予曰汗巳泊矣而虛不能發也急煎人參一兩黃耆白朮當歸白芍五味子甘草爲佐飲之汗大至沾席余曰未也次日再服汗又大至通身如雨諸症頓愈方虎曰前之甘草不宜服今兩劑俱重用甘草何也曰初胃中氣血攻竭空虛寒凝故蚘發而痛得甘則蚘愈昂上故不可今得濡潤之藥胃氣冲和蚘頭下伏雖濃煎甘草汁數盃飲之何害哉法不可執類如是也方虎歎以爲精言

同此一症耳且同此一方耳他人用之而痛益甚者名手用之而痛即減可見凡方加減俱有精義不可不細講也

沈凝芝內人時當就臥忽作寒熱至夜半即不能言喘急醫視之或以為感傷或以為往來寒熱氣逆痰結用烏藥順氣散不效邀予視之則聲如曳鋸手撒遺溺口開不能言自汗如雨余曰此類中風也已傷臟不可治矣凝芝曰即無救理應用何藥余曰初發即當用易簡烏附子散今無及矣凝芝自進之喘聲忽止且稍發語

疑尚可救予曰五臟俱絶今得參附氣少甦耳終無濟也果三日而歿

甲午館安邑九月間仲弟以痢病誤殺於庸手悲憤交集始究心醫理至冬底十有二日館尚未解而家君復以先母中風遣人走召迨歸時則五藏俱絶與是案所列諸症具見無異矣急煎參附等劑挖而灌之不能挽也翌日酉刻遂歿因思病未見之先與暴發之際予若在家或有挽回乃以十數金薄資遠館外邑致抱無涯之戚仰天錐心恨何如之每閱此案不禁潸然淚下

未幾其側室復病傷寒纔壯熱不止醫疎散之愈甚神情昏瞶不寐疑芝恐蹈前轍憂甚予往

診之曰此則感症無妨也然起於勞倦不當重虛其虛即投以參朮等藥得汗神情頓清次用地黄飲子下黑矢熟寐唯熱尚未盡退余曰此甚易事於昨方中加炙甘草一錢如言即安觀者皆以爲奇繼以滋腎養榮等藥調理復初

汗以參朮下以地黄除熱以炙甘草此等治感症法在病家未有不以用補爲嫌旁觀未有不以用補爲異即今庸醫見之亦未有不駭然吐舌者然其中有妙義焉蓋感症而起於勞倦則非助正無以托邪也非滋陰無以潤便也非甘溫難以除熱也彼惟不知此義故妄駭以爲奇耳

姊丈勞仲虎初夏勞倦致感體作寒熱口苦醫用重藥發散之復用山查厚朴枳實花粉瓜蔞半夏之屬攻其中熱益甚痰嗽喘急語言無序予往診之曰誤矣急止其餘藥重用滋水清金之藥一服而痰嗽漸退神情覺清次日往診脈浮洪而數語急遽而收輕手指時作微脹予曰此皆虛症也邪未嘗入陽明而先攻之傷其元氣邪反隨而入陽明矣重虛其虛愈不能鼓邪外出今雖稍定夜必發譫妄當急以人參救之

適篋中所帶不多止用人參二錢黃芪一兩至次日家人來言夜來甚悖亂不安其勢甚廹似不可救予曰無妨參力不足故耳時鼓峰在邑予拉之同往曰汗已至矣何慮爲乃用參兩許仍入前藥進之其親友猶議參之與痰喘詰妄相背也予與鼓峰曰無庸疑吾輩在此坐一刻許待其汗至而別何如衆在猶豫間因出酒食過午舉盃未盡內出報曰汗大發矣是夜熱退痰喘悉平繼用補中調土之劑而起

此症與前案俱係勞倦致感則得病之源彼此固無或異也乃其治法則兩不相同何哉蓋前案未經庸手發表攻中則陰液尚未受傷故宜先以參术補中之劑鼓邪外出此症則發表既多攻中又峻其熱益甚者火得風而愈熾也其痰嗽喘急者陰被劫而益虧也若遽投以參术補土之劑而不先以滋水清金之藥則陰液必亾而氣自何生汗從何化乎夫藥之後先即關病之生死則甚矣用藥者不可不講次第也

從子有園丁忽咯血求診視其血鮮紅中間有紫小塊脈之濡濇色白問胷中作惡否曰然時頗作痛直映至背予曰知之矣用桃仁泥三錢紅花三錢合理中湯加肉桂一錢戒之曰頻服

之。必有黑血大至。待黑盡而鮮者來。乃再來告。園丁如言。吐瘀積數升。胸痛即平。復再求診。則脈圓實矣。與以理胃養榮之劑。復用填補命門丸子一料全愈

按吐血一症大法有三。然其要只在胸中辨驗。如胸中作惡者。乃七情飢飽勞力等因也。胸中作痛者。乃瘀血抑蓄。折土而奔注也。若不見惡心。不見胸痛。而驟湧出者。乃傷寒變熱。逼蒸而出也。今案中血見紫塊。脈見濡濇。則症屬蓄血。東莊固已了了。而問及胸中又云時頗作痛。則其為蓄血也愈明白無疑。而去蓄利瘀之劑。自宜投之立應矣。○明郵王義方醫學甚明。其室人患血症。因氣稟怯薄。自進歸脾養榮等劑。咯血如故。痰嗽殊甚。邀

予診之脉俱濇滯予曰據脉論之其血色當見紫黑胸中必有徵扁義方曰誠如所言予曰此蓄血症也遂用此案法治之一劑而血見鮮紅脉見充潤矣仍用歸脾養榮都氣等三十餘劑諸症悉愈附識以見前輩成案俱是後學楷模第變通則在善學耳

孫子用久患下血夏末忽滯下口渴不飲食繼而體熱脉洪數余曰若論滯下則諸症皆死候也今在下血之後則不可盡責之滯下當變法治之先用白术茯苓山藥神麯薏苡仁陳皮甘草等藥强其中以統血次用黃連澤瀉黃芩丹皮等藥以解鬱積之熱後用熟地黃當歸芍藥

等藥以復其陰次第進之乃痊

開手便用白术等以助脾則其久患下血者脾虛不能統血也然其人必素多鬱結者鬱久則積而生熱故又患滯下耳其實原只一串也彼頭痛救頭脚痛救脚者試從此參之

吳弁玉偶患寒熱旋至熱不退胸中作惡予診之曰此肝鬱而致感也遂用加減小柴胡湯一劑減半次進柴胡地黃飲子予適欲往旁邑遂留數方與之次日仍用地黃飲子後日用六君子湯加黃芩再後日用補中益氣湯加黃芩調之且戒之曰明日若尚有微熱在內則後日須

再用地黄飲子一帖。而後用六君子。此後皆有次第。不可亂也。弁玉因服地黄飲子、覺熱已退盡、遂竟用補中益氣湯一帖、是夜即煩熱不安、弁玉曰、用晦言有次第、果不可紊、仍用地黄飲子即安、然後依次服至第三日、再用補中益氣湯、泰然得力矣、時予尚未歸、弁玉覺病後煩怒易動、體時虛劣、與友人商之、言今可改用歸脾湯矣、如言服之、予歸診之、曰、今脈已無病、但夜寐不着耳。弁玉驚曰、正苦此、奈何、予曰、當用加

茯神　人參　黃芪　當歸　炒棗仁　白朮　遠志　甘草

味歸脾湯弁玉曰今已服此方而未效何也予
曰君試服我歸脾湯自愈矣一劑而鼾睡達旦
閱此案愈見處方必有次第其序不可稍亂然方以立法法以制宜則方中之分兩須有圓機焉必當相所主以爲輕重也方中之加減皆有妙義焉必當參兼症以爲出入也予於是編但列某方某藥及加減法而不塡註分兩者非敢畧也意正爲此耳
杭人沈禹玉妻夏月發寒熱迎邑醫治之則以
爲瘧也時月事適下遂淋漓不斷醫又以爲熱
入血室用藥數帖寒熱益厲月事益下色紫黑
或如敗醬醫且云服此藥勢當更甚乃得徵愈

耳其家疑其說請予診之委頓不能起坐脈細數甚按之欲絶問其寒熱則必起未申而終於子亥予曰此鬱火虛症耳因出彼藥示則小柴胡湯也彼意以治往來寒熱兼治熱入血室也又加香薷一大握則又疑暑毒作瘧也予不覺大笑曰所謂熱入血室者乃經水方至遇熱適斷不行故用清凉以解之今下且不止少腹疼痛與此症何與而進黃芩等藥乎卽灼知熱入血室矣當加逐瘀通經之味香薷一握又何爲

者予用肉桂二錢白术四錢炮薑二錢當歸芎藭各三錢人參三錢陳皮甘草各四分一服而痛止經斷寒熱不至五服而能起惟足心時作痛此去血過多肝腎傷也投都氣飲子加肉桂牛膝各一錢而全愈使卒進前藥重陰下逼天僵地坼生氣不內水泉冰潰不七日死矣乃云更甚方愈夫誰欺哉庸妄之巧於脫卸而悍於於誅伐如此夫

以小柴胡湯治往來寒熱兼治熱入血室彼且以爲見病治病藥甚對症矣乃寒熱益厲

月事益下直非對症者蓋其所爲治病者本非其治其所爲見病者實未嘗見耳案中辨駁爽快分明每讀一過心胸爲之一拓

桐鄉朱綺崖文戰苦久得補餼臨闈適丁内艱哀毁憤鬱幾不自勝旋又以内病憂勞百感致疾初發寒熱漸進不解時方隆夏醫進九味羌活湯不效又易醫大進發表消中之藥凡狠悍之味悉備雜亂不成方三劑勢劇又進大黄利下等物下黑水數升遂大熱發狂昏憒暈絶湯水入口卽吐其家無措試以參湯與之遂受垂

絶更甦次日予至尚潰亂不省人事承靈正管及長强俱發腫毒時時躁亂診其脈數而大予曰幸不内陷可生也遂重用參芪歸术加熟地一兩許時村醫在坐欲進連翹角刺等敗毒藥且力言熟地不可用其家從予言進藥是夜得臥次早神情頓清謂予曰吾前竟不解何故臥此今乃知病也心中如夢始覺矣又次日脉數漸退煩燥亦平但胃口未開腫毒礙事旬日未便予曰守服此諸症悉治因留方及加減法且

囑之曰毋用破氣藥以開胃苦寒藥以降火通
利藥以起後敗毒藥以消腫有一於此不可爲
也出邑晤陸大勝云兒功效及用藥已聞之矣
但邑醫議用黃耆熟地將來必發痓果否予曰
學術膚淺初不知二藥能發痓於是恨張劉李
朱諸名家之論猶未備且恨東壁綱目一書如
許大疎漏也大勝爲之鼓掌因問綺崖病狀予
曰七情內傷而外感乘之傷厥陰而感少陽從
其類也醫不問經絡而混表之三陽俱敝矣然

邪猶未入府也轉用枳實厚朴山查瓜蔞之屬而邪入二陽矣然陰猶未受病也用大黃玄明粉而傷及三陰矣究竟原感分野之邪不得外洩展轉内逼中寒拒逆勢將大壞幸得參扶胃氣鼓邪外發其發於承靈正營者仍本經未達鬱怫之火也其發於腰俞長强者乃下傷至陰凝沍而成也大勝曰諸醫方攻前參湯之爲害而歸功於清解今方將用清火消毒之藥耳予曰若輩烏能知此毒之得發者參之功也今毒

之麻木未塌將來正費調理者乃若輩清解之害也急服參朮庶得起發收功若再清火消毒毒仍內陷不可救矣乃如言守方服之而愈

其嘴附周匝處可爲瘍科藥石其辨駁透快處可爲粗技針砭至其敘論病情處因流以溯源其間陰陽內外經絡穴道分晰曲盡與四明治發背一案洵稱合璧○細玩此案則此症一綫生機全在參湯一試得以鼓邪外出發爲腫毒而不內陷耳庸技反爲害事而歸功於清解煞是可笑

時綺崖弟患左眼痛連腦醫以頭風治之不解初時發寒熱後遂壯熱不止予診之曰火伏於

內風燥泉涸木乃折矣非得汗不解也或曰汗須用發表藥獨非風燥乎且發汗藥須擁被悶臥乃得身熱甚苦此奈何予曰庸醫汗藥皆屬强逼故須擁被悶臥然而汗不可得也予藥非此類雖薄衾舒體時雨自至豈能消遏哉乃用龍腦白术飲子夜分大汗淋漓次日頭目爽然矣

龍腦白术飲子無從考核有謂卽趙氏加減逍遙散亦未知是否然按其案中所列症議則其治法必不出木鬱達之火鬱發之二義而其方意亦可意會矣

四明東莊兩家其活人之奇驗傳聞於人口者不可殫述是編所集計共五十八案則尤擇其名言創論闡發軒岐理與奇功異績開拓後學心胸無一不足以爲天下後世法者也識者逐案研究則其間診法之神驗症之精處方之當應自得之而吾大兄所以公世之心亦不無小補云爾

同懷弟鹿鳴謹識

已任編卷五終

已任編卷六　西塘感症上

董廢翁先生著

潛邨楊乘六偕評

輔仁社諸子共較

## 總論

感症即所謂傷寒症也古人以霜降以後春分以前直感寒邪者名之爲傷寒（觀此愈見春變爲溫夏變爲熱之說之謬矣）今統四時通行之症言之謂之感症大抵邪之所感必先皮毛而後經絡由經絡而入臟腑（由絡傳經由經入腑須分看）然按內經所指爲臟及諸

方書所稱爲腑，都言胃耳。全書大旨所重惟此蓋六經經也，在肌肉之中。東莊云肌肉不能傳變肌肉之中皆經絡也經絡皆謂之中裏則腑臟表則皮毛腑臟之氣血惟經絡傳達外邪之壅熱亦惟經絡傳變飲陽明少陽皆從中治中者經病非胃與胆病也經病用和解和解亦必由汗散然非開發皮毛之法矣蓋邪初客表經中陰津未傷但啟其竅而汗自通及熱傳中經血液燔爍竅雖啟而汗爲熱隔不能達外庸工不知尚用風熱之藥以發其表益助熱而耗陰津原乾涸究竟不得汗而斃者多矣仲景和解只清解熱邪而津液自存陰汁既充湧出肌表而外邪自然渙散此養汗以開玄府與開玄府以出汗之過乎不同也膀胱、胃、胆、脾、腎、肝，腑也，臟也，在軀殼之裏。玄府閉塞，本身之熱壅遏經絡，以漸

九味羌活湯方
羌活　防風　細辛
蒼朮　白芷　黃芩
地黃　川芎　甘草

入裏而諸經之井滎俞經原合各有交接之處由是自太陽而陽明由陽明而少陽而太陰少陰厥陰矣此傳經之次第也東莊云太陽經在最外一層故邪入皮毛卽先傷之皮毛不能傳變由太陽之絡傳經而後內入諸經也邪客於皮毛卽玄府閉人身臟腑之氣無刻不與外氣通故和暢玄府閉則內氣不能泄而生熱非風寒能變熱也此時但發其皮毛玄府開而邪隨汗散矣麻黃桂枝汗皮毛之方非解中之方也表不解則熱積而日甚從本經反而之內及各經井滎俞原合交會之處則熱交於他經而各經病見矣顧當其傳經也井滎俞經原合之中邪氣鬱勃旣不得從玄府遝達則必向裏而走空隙而十二

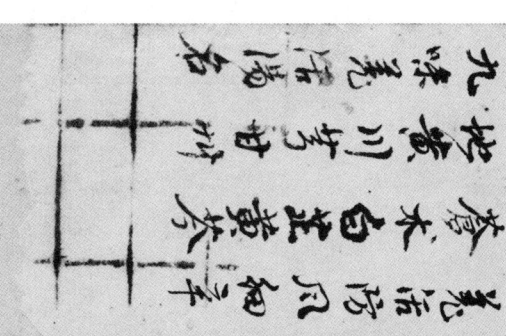

臟腑之中惟胃爲水穀之海其上有口其下有口最虛而善受故六經之邪皆能入之邪入則胃實矣胃實則津液乾矣津液乾則死矣數語道盡感症致死根由彼肆用劫風燥液之劑夭人生命者只坐不知此義耳然閱此自應悔從前之悞而急思變計矣經所云陽明中土無所復傳是也故傷寒書所稱臟腑皆專指胃而言非兼指膀胱胆脾腎肝而言或曰傷寒有膀胱胆脾腎肝氣絕而死者何與曰此乃熱邪從本經絡逼入如少陰經邪盛直逼腎臟因致水竭是也非傳經

之謂也然如此者亦絶少總之傷寒無膀胱傳胃胃傳胆胆傳脾脾傳腎腎傳肝之法也此處學者宜深考又傷寒之症有陰陽表裏之不同人之感者有虛實新久之各異而病之見也有本症變症兼症之殊致今將傷寒本症列於前變症次之兼症又次之而一症之中又分攻補之兩途以便業是科者之觀覽

感症本病

太陽以下正治法也養陰以下從治法也

當知是太陽症自有仲景麻黄桂枝諸湯至若羌活一湯不分何症混解六經本屬夾雜天下豈有病起一二日即六經之症並見者乎用者思之



太陽症

初起一二日內凡遇頭痛惡寒項強脊痛四肢拘急身大熱脉浮而緊者是太陽表症也九味羌活湯主之不解卽當用清解藥兼陽明以治

九味羌活湯

羌活　防風　細辛各五分　白芷一兩

蒼术五分　川芎　生地　黄芩

甘草各一兩　水煎一二服通身得汗愈

右方去細辛蒼术加黄芪白术名加減冲和

既云天熱症熱則桂枝一味亦議陽盛則斃之謂何必外見惡寒之症是太陽猶未罷者當必用之

湯治傷風自汗惡風脉緩者

太陽兼陽明症

火盛者大白术湯主之或涼膈去硝黃合白虎加升麻柴胡主之湯虛者更合當歸黃芪天熱症熱者桂枝石膏湯主之天熱症熱則人之一身血液燔爍陰汁易乾不得以風燥劫之石膏湯主之梔子升麻湯主之

傷寒心法云見今世甚少太陽症蓋胃爲萬物所歸熱邪最容易逼入故有不傳少陽及三陰之傷寒必無不犯陽明之傷寒所以治

己任編　卷六　本病　四

法在二三日內無論汗出不徹如汗出只在頭面或半身以上或發汗不得或未經發汗但見口乾煩悶縱有太陽表症亦是邪漸入府此時急屏風藥惟宜淸解以存津液陰汁既充則汗自湧出肌表而解所謂金令一行酷熱頓散也勢甚者白虎湯加芩連柴葛嘔者加薑製厚朴

大白术湯

和解四時傷寒混解六經不犯禁忌四時六經傷寒豈有一方混解之理似此等說一出則混行發散之禍又繼此起而肆用寒涼之弊更自

此開竅不無可議

白术　石膏　羗活　防風

川芎　枳實　黄芩　知母

白芷　細辛　甘草

右爲末每服半兩水煎大溫服未解再作

春倍羗活夏倍芩知夏季兩霪倍芷术秋加

桂枝五錢冬加桂枝八錢或一兩

桂枝石膏湯

此方夏至後代桂枝症用若加麻黄半兩可

代麻黄大青龍症用也

桂枝　黄芩　梔子　升麻

葛根　白芍　生薑　石膏

甘草

右每服五錢得汗停後服

石膏湯

石膏　柴胡　白芍　黄芩

升麻　甘草

右㕮咀每服五錢水一盞半或一合煎八分

熱服如三五服後當加末解二字加知母一兩又末解加大黃一兩

梔子升麻湯

生地八兩　梔子拾枚　升麻一兩五錢　柴胡

石膏各二兩五錢

右每服五錢水煎頓服不解更作

白虎湯

石膏五錢　知母三錢　生薑　糯米一撮

甘草一錢

陽明表症

一二日後或初起症見目痛眉骨痛鼻乾不眠者此陽明表症也邪在經升麻葛根湯主之

升麻葛根湯

升麻　葛根　赤芍　甘草炙等分

右加生薑三片大棗二枚如見口渴煩躁脈洪實者去赤芍合白虎湯加柴胡一錢酒炒黃芩去瓤連翹各錢許胸膈脹悶者配薑製厚朴酒炒黃連各一錢小便不利或短澀或

便時覺熱與痛、脉洪弦者、合益元散、或導赤散、

益元散

滑石六兩　甘草一兩

右甚者每服三錢輕者每服二錢

導赤散

生地　黃芩　木通　甘草等分

右一方用黃連

少陽症

一二日後或三四日內耳聾脇痛嘔吐或寒熱往來脉弦長者少陽症也小柴胡湯和解之。

小柴胡湯

柴胡分　黃芩　人參三兩　半夏半升

甘草　生薑三兩　大棗十二枚

脉不虛者去人參、此方之妙全在參甘兩味養汗以開玄府猶之參蘇飲之人參助肺氣以托邪桂枝湯之甘芍和榮血以發衛補中益氣之參芪助升提以散表均與補虛之義無涉若謂脉不虛者去人參則此方之人參似爲補虛而用矣每見粗工遇病不辨內傷外感陰陽表裏輒曰小柴胡湯及至處方盡乖成法不過用得方中柴胡黄芩半夏幾味耳其於仲景和解之本旨不幾隔靴搔癢乎西塘此法蓋爲火盛不宜火淨不宜者而立殊屬精細然彼離法任意妄自加減而失製方本意者反得執是以繩矣故核論之

見口乾或舌燥者去半夏加花粉半夏燥而花粉則潤矣此兩味却加減得甚妙膈脹者配朴連煩渴者合白虎心胸滿悶者合小陷胸湯俗醫一見心胸滿悶便呼爲結胸便與桔梗湯有頻頻與之反成眞結胸者殊不知結胸乃因下早而成未經下者非結胸也乃表邪傳至胸中未入於腑症雖滿悶尚爲在表正屬少陽部分半表半裏之間宜用小柴胡湯對枳殼桔梗如未效則以本方對小陷胸湯一服豁然其效如神

## 陽明裏症

四五日後痞悶煩熱口渴或譫語狂妄錯亂或連日夜不得假寐者此正陽明病也邪已入臓涼膈散主之

涼膈散

梔子　黄芩各五分　連翹一兩　薄荷

大黄各五分　玄明粉　甘草五分

邪熱甚者配黄連解毒湯小便祕或傷暑者合益元散恐傷血分配生地當歸丹皮血藥一二味

黃連解毒湯

黃連　黃柏　黃芩　梔子大者生用等分

太陰症凡從陽經傳陰經者不作陰症仍從陽經中治見腹脹滿咽乾自利脉不浮而沉數者太陰症也柴芩湯備參如腹滿有燥屎者加減大柴胡湯調胃承氣湯

柴芩湯

柴胡　黃芩　半夏　人參

猪苓　茯苓　澤瀉　肉桂此味宜删

甘草

加減大柴胡湯

柴胡　黄芩　枳實　玄明粉

生地　麥冬　丹皮　瓜蔞霜

花粉　首烏　甘草

右加生薑大棗

調胃承氣湯

大黄六錢酒洗　芒硝四錢　甘草一錢

病在中焦則有燥實堅三症故不用枳朴以

傷上焦虛無氤氳輕清之元氣也

少陰症

見舌乾口燥脉沉數有力而洪者少陰症也黄連解毒湯白虎湯小陷胸湯大柴胡湯選用

小陷胸湯

半夏二兩五錢　黄連一兩　瓜蔞一枚　生薑

大棗

邪傳心下未全入胃用此以瀉心下之邪

大柴胡湯

柴胡一錢二分　黃芩一錢　半夏八分　赤芍一錢

枳實四分　大黃七分　生薑　大棗

表邪未淨裏症又急不得不下只得以此方通表裏而緩治之　量輕重下藥

厥陰症

脉愈沉數舌卷陰囊縮煩躁脹滿腹堅痛者厥陰症也三承氣湯量輕重用

大承氣湯

大黃五錢　芒硝四錢　枳實一錢炒　厚朴二錢炒

甘草　生薑　大棗

大熱結實用之乃三焦俱受病痞滿燥實堅全見枳實去滿厚朴治痞（此二味治無形氣藥也）大黃瀉實去熱芒硝潤燥軟堅（此二味治有形血藥也仲景原方只此四味）按仲景大承氣湯原無甘草至宣明三乙承氣湯用枳朴硝黃甘草生薑而甘草分量倍於上四味大要方又加大棗（經云轉藥孰緊）有芒硝者緊也故三承氣湯惟大承氣爲最緊若倍加甘草又加大棗甘以緩之則與急下之以承眞陰之氣之意相馳矣

## 小承氣湯

大黃四兩　厚朴二兩炒　枳實一兩炒

病在上焦則爲痞實前方去芒硝者恐傷血分之眞陰謂不伐其根也

東莊云熱旣入裏離表已遠驅出爲難故就大便通泄其熱從其近也得汗而經熱從汗解非汗爲害而欲劫之也便矢而腑熱從矢出非矢爲難而欲攻之也醫不察此專與糟粕爲敵自始至終但知消尅瀉下之法禁絶飲食惟求一便矢以畢其能事夭人生命如是者曰矢醫

## 養陰法

甘草　生薑　大棗

大熱結實用之乃三焦俱受病痞滿燥實堅全見枳實去滿厚朴治痞此二味治無形氣藥也大黃瀉實去熱芒硝潤燥軟堅此二味治有形血藥也仲景原方只此四味按仲景大承氣湯原無甘草至宣明三乙承氣湯用枳朴硝黃甘草生薑而甘草分量倍於上四味六要方又加大棗經云轉藥孰緊有芒硝者緊也故三承氣湯惟大承氣爲最緊若倍加甘草又加大棗甘以緩之則與急下之以承真陰之氣之意相馳矣

## 小承氣湯

大黃四兩　厚朴炒二兩　枳實炒一兩

病在上焦則爲痞實前方去芒硝者恐傷血分之眞陰謂不伐其根也

東莊云熱旣入裏離表已遠驅出爲難故就大便通泄其熱從其近也得汗而經熱從汗解非汗爲害而欲劫之也便矢而腑熱從矢出非矢爲難而欲攻之也醫不察此専與糟粕爲敵自始至終但知消克瀉下之法禁絶飲食惟求一便矢以畢其能事夭人生命如是者曰矢醫

## 養陰法

[illegible]

總屬識見未真故不敢用仲景成法因另立模糊之藥搪塞病人所謂但求無過而已此時醫騙

按承氣三方俱仲景成法所謂急下之以存眞陰知此意則知宣明之倍甘草六要之加大棗均失仲景本旨矣不使胃中血液爲實熱之邪熇灼枯槁而死此先賢至精至妙之旨也但人世腸胃脆薄者多血氣充實者少倘審之未的或至誤投一下之後變症蜂起卒致不救粗工殺人往往因此所以後賢師古人之意變古人之法凡審其人病係實邪而質非強壯脉不牢固者概用滋陰補水之劑不離仲景存津液三字範圍而法之穩當過之如甘露飲四物湯六味飲貞元

之長技而反云總出于仲景
不太迷惑耶



飲或左歸飲去茯苓加花粉俱速效濃煎頻進令胃中津液充足
實邪自解陰氣外溢則得汗陰血下潤則便通
開鬼門潔淨府兩法只一養陰法兼之
共無窮之利當與東垣法並垂萬世奏效雖
遲實稱穩當此乃仲景功臣不可不知也
凡發熱覺脇痛耳聾口乾此屬實邪不清也逍
遙散去白术廣皮加生地丹皮酒炒芩連與之
二三劑不應即屬火燥改用養陰藥疏肝益腎湯虛
者加人參或歸脾飲加柴胡白芍有熱甚而痛及手足頭
面似覺腫起此火燥生風風淫末疾屬少陽陽

明不必俟其汗後當即以生金滋水飲加柴胡黄芩與之或滋水清肝飲加熟地一倍爲主禁用寒涼藥

甘露飲

生地　熟地　天冬　麥冬

枳殼　茵陳　黄芩　石斛

甘草等分

右加枇杷葉刷去毛蜜炙虛甚者去茵陳枳殼幷黄芩石斛愼加人參予每遵此法以救胃陰枯竭者神應

四物湯

地黄一兩二錢　當歸五錢　白芍一兩　川芎五錢

右邪熱甚者去白芍燥熱者去川芎

六味飲

熟地　山藥　萸肉　丹皮

茯苓　澤瀉

若邪熱勢甚脉不大虚舌胎乾燥口渴甚者以此三方爲主加酒炒芩連欲邪達經絡者合小柴胡或白虎湯虚者加人參虚而邪甚

者合人參白虎邪冒心胃見譫語狂亂者合益元散加牡丹皮輕者合導赤散

疎肝益腎湯

柴胡　白芍　熟地　丹皮

山藥　萸肉　茯苓　澤瀉

凡胃脘痛大便燥結者肝血虛也此方主之

生金滋水飲

人參　麥冬　當歸　白术

生地　丹皮　白芍　甘草

凡傷寒熱退後有易補之陰有難動之陽皆
當以此養之其見症或汗後煩躁未除口渴
微熱大便艱澁小便短赤

滋水清肝飲

熟地　山藥　萸肉　丹皮
茯苓　澤瀉　柴胡　白芍
山梔　棗仁　歸身

先生批醫貫云鼓峰造滋水清肝飲取地黃
丸之探原而不隔於中取生地黃湯之降火

而不犯於下眞從來之所未及然則方意亦可類推也先生醫藥治一婦人詳方意與所論頗合𤼵所謂滋水清肝飲大暑如此故附錄之以備參考即治吳維師內一案

生地黃湯

生地一 白芍 川芎 當歸

梔子 黃芩 黃連 防風

右方一名生地黃黃連湯先生批云此方與地黃丸有未合者乎用陽明陰藥治之甚效

攷邯鄲遺稿中有清肝滋腎湯與東莊治吳維師內一案所用之藥不差一味然則四明所謂滋水清肝飲即養葵所造清肝滋腎湯也東莊乃以此方爲鼓峰所造而云從來未及豈兩家製方不謀而合與抑以邯鄲遺稿未經付梓故雖以博極羣書之東莊亦未之見而云然耶

## 驗舌存津液法

凡風寒所感邪鬱於內非汗不足以解原汗乃胃中津液也故傷寒書中最要緊關頭在存津液三字至熱鬱於內則津液亡矣何以能助其汗乎今立五法以治內傷而熱病一症無遺義

矣五法不單是治內傷其崇舉內傷者以凡屬外感皆本內傷也然不若云今立五法以存津液而熱病一症無遺義矣語意尤圓而該

一驗其舌胎白如刺此肺病也生脉散加生地白芍當歸黃芪甘草柴胡黃芩以生金滋水治法橐云脾熱則滑而胎脚閉則白胎如雪東莊批云二句不論內傷外感皆以脾滑閉論

一舌胎黑滑此腎氣凌心用八味飲黑燥用六味飲以救腎陰無論黑白紅黃皆當辨其燥滑若何分治

一舌黃胎補中益氣湯加黃芩或黃連以補土生金如有食去黃芪加厚朴白术不可去且發

其汗。縱有食不顧也。中氣虛者必黃而濕有食者必滿舌黃胎若舌胎下半節黃膩濕潤者乃陽明熱邪將盡未盡並非積滯而有黃膩胎也宜甘露飲加丹皮歸芍等萬不可消導滲利以竭陰液慎之又有一種最薄黃胎如漆在舌上者雖宜清火必用參朮補正爲主若一味清火必至氣脫而斃不可不明

一舌覺轉動不活。防其卷也。逍遙散加黃芩丹皮生地以滋水生肝。

一舌鮮紅。此心經病也。六味飲合生脉散以滋水清火。凡舌上無胎如去膜油猪腰子者名鏡面舌不治以其陰津虧竭故也又舌胎雖有而乾燥者可慮恐陰液竭也不可視爲泛常須切記之

凡內傷外感寒熱之分皆從舌胎顏色爲準如黑而滑者乃腎氣凌心用八味飲如枯黑不潤澤者用六味飲其人必兩顴游紅一劑戰而汗愈東莊之治徐蘋邨先生是也如白而加黃黃而加黑此腎凌脾須治中宮如補中益氣之類腎乃北方玄武之色故屬黑且火位之下水氣承之水來救母若此時瀉火火無從瀉助子以救母則伉未有不復者也亢則害承乃制其理昭然火亢則刑金水氣承之則火乃制此亢則害承乃制之說也各臟腑反覆相循可類推之如是灰色

指甲刮下無渣汁者方是火症乃芩連之對症也若腎氣凌心而用芩連則舌上現出人字紋必死黑而不滑則腎水枯乾當急救其陰也凡烈焰近炙則燔手漸高則愈冷緣冷氣乃火逼所致熱病之舌黑即此理也（取喻甚的）太陽行身之表是身之背也三陰行身之裏是身之前也少陽則半表半裏譬如該補中宮而邪熱未除補中益氣湯合小柴胡以治其少陽是半表半裏也

生脉散

人參五錢　麥冬　五味各三錢

右方如無人參以枸杞代之

八味飲

附子　肉桂　熟地　丹皮

茯苓　澤瀉　山藥　萸肉

逍遥散

柴胡　白芍酒炒　歸身　白朮土炒

茯苓　廣皮各一錢　薄荷七分　甘草五分

丹皮　山梔各一錢

右方加生薑大棗邪甚者加酒芩連虛者配

人參

巳任編卷六終

己任編卷七　西塘感症中

董廢翁先生著

潛邨楊乘六儕評

輔仁社諸子共較

## 感症變病

感症如上法治之，愈矣，顧有諱疾忌醫之病家，及操刀殺人之庸技，日久遷延，變如猬起，猝難措手，用集方治如左。

### 吐血

有一種嚴冬感寒，脉浮而緊，外寒束內熱，陽氣

己任編　卷七

不得發洩致咳嗽吐血衄血者亦有不吐衄者此麻黄症也而其人素虛不禁此湯峻險又非他藥可愈宜麻黄人參芍藥湯如左

麻黄人參芍藥湯

麥冬三分　五味五粒　白芍一錢　當歸五分

甘草　麻黄醋製一錢　桂枝五分　黄芪一錢

人參三分

右水煎麻黄令沸去沫入餘藥同煎熱服

紅汗

傷寒熱甚不得汗衄血者奪汗者無血奪血者無汗若得汗則無衄症矣乃熱入血分欲從衄解也四物湯去川芎加升麻丹皮黃芩之類清之升麻一味加得尤妙從犀角地黃湯加無犀角以升麻代之之義生來蓋陽明之脈絡鼻是經火盛迫血妄行從鼻出者曰衄方書言從肺來非也若非升麻則何以達陽明而清其火哉亦有衄後病反重者更傷其陰也大爲危候其衄勢必大甚都氣飲或六味飲加生地黃生白芍若血來太多致耗中氣當大補其陽當歸補血湯加人參甘草慮虛火上浮加麥冬五味此等加減眞精細若審胃氣未

傷的係熱邪有升無降者滋腎丸應手卽止有
得生者

當歸補血湯

黃芪一兩蜜炙　當歸二錢酒洗

滋腎丸

黃柏三兩　知母二兩　肉桂一錢半

右知柏二味俱用酒洗焙乾共爲末煉蜜丸

畜血

有一種小腹脹滿小便自利者或有漱水不欲嚥者然必以小便爲

驗其人如狂、爲畜血、一名熱入血室、男女俱有此血室、在男子則下血譫語、在女子則經水適來適斷、其血必結、如結胸狀、其病必日輕夜重、小柴胡湯加歸尾調之、男子譫語、其血自下者、結當作吉。頗有下後即死者、但血來必驟而多、結而如狂、發黃者、桃仁承氣湯、邪犯心胃者、犀角地黃湯、

桃仁承氣湯

桃仁泡去皮尖　桂枝去皮　白芍酒炒　大黃紅花酒製

芒硝

右加生薑三片或加柴胡青皮枳實炙甘草

犀角地黃湯

犀角　大黃　生地　黃芩

黃連

治主脉浮客脉芤浮芤相合血積胸中熱之

甚血在上焦此方主之

又方

犀角　生地　白芍　丹皮

右方如無犀角以升麻代之熱多者加黃芩

脉大來遲腹不滿自言滿者無熱也不用黃芩升麻與犀角性味主治不同以升麻代之者以其能引入陽明也但畜血症不得以升麻代之耳此方并治瘄疹火盛

口渴

傷寒邪傳裏則渴故渴爲陽明本病昔人用黃連滑石花粉葛根及白虎無汗則雖渴忌與白虎加人參清之甚者大柴胡承氣下之是也若夫腎虚火不歸經渴飲冷水者爲十全大補八味之症此症

亦有水虧不能配火而火乘於上者當從六味左歸以滋其陰而火自降矣又有陰虛煩躁而渴者不能飲水也宜冷服四逆湯等此症最易混入白虎症去一或悞投死生立判臨症時當細心體認又有傷寒食少而渴者當以和胃之藥主之白朮茯苓是也如用涼藥胃愈損矣四君或補中然必合生脉其效乃捷又有得之勞倦內傷者乃脾胃元氣大虛而渴也舌雖乾煩以陽藥爲主四君重加炙甚更佐以歸杞熟地五味有守服至二三十劑大汗而解者此非醫家眞知病家篤信焉能取效此皆不得以陽明正治治有一等中

氣虛寒寒水泛上逼其浮遊之火於咽喉口舌之間者渴欲引飲但飲水不過一二口卽厭少頃復渴飲亦不過若此蓋上焦一段欲得水救至中焦則以水見水正其所惡也如面紅煩躁者理中湯送八味丸或用附子理中加麥冬五味亦效又有一等口欲飲水但飲下少頃卽吐吐出少頃復求飲藥食毫不能下此是陰盛格陽腎經傷寒之症仲景以白通湯加人尿胆汁熱藥冷探之法一服卽愈女人多此症此二症俱係陰症但一屬太陰一屬少陰不得混看

譫語

胃中熱甚上乘於心心為熱冒則神昏而言語謬妄也宜白虎解毒及承氣等劑看微甚用之然必大便秘小便澀脈洪數有力者方可治東莊一

人感症六七日不解熱甚胸滿不大便發狂譫語用熟地八錢生地麥冬白芍各二錢黄芩錢半黄連枳實厚朴各八分茯苓知母各一錢石膏五錢甘草五分生薑三片竹葉三十片煎成入蘆根汁小半鐘又方用熟地八錢生地麥冬各二錢花粉枳實黄芩黄連知母各一錢石膏八錢瓜蔞霜玄明粉各錢半薑三片竹葉三十片此用白虎承氣之準的也若其人手足逆冷脈微細或洪大而數按之無力者乃神不守舍語言失次耳須用參芪歸术等甚者加附子或附子理中湯或附子湯加人參敗症往往有此若悮投解毒等劑立斃有已出汗身和而言妄者此是汗後津液不和乃非陽非陰者慎不可下宜小

柴胡和建中湯各半帖。和榮衛。通津液。分明不爽有病後血氣未復。精神未全。多於夢寐中不覺失聲如魘。此不係譫語鄭聲。宜六君子湯、溫胆湯去竹茹加人參半錢。究竟不如六君加歸芍爲穩

附子湯

附子一枚炮去皮　人參一兩　茯苓一兩五錢　白术二兩

白芍一兩五錢

右以水八升煮取三升溫服一升日三服

建中湯

肉桂七分　白芍二錢　甘草一錢　生薑

大棗

右方宜加膠飴乃合建脾土義否則無以異

於桂枝矣

六君子湯

陳皮　半夏　人參　茯苓

白朮　甘草

溫胆湯

竹茹　枳實各二錢　陳皮三錢　半夏二錢

茯苓　甘草各一分

右方加生薑

自利

凡自利者不因攻下而自泄瀉俗言漏底傷寒是也有協熱有協寒俱宜詳辨原病式曰瀉白爲寒青黃紅黑皆爲熱大抵瀉利完穀不化色不變有如鶩溏或吐利腥臭小便澄徹清冷口無燥渴其脉或沉細或微遲無力或身雖熱手足逆冷惡寒踡臥（踡臥身彎不能直睡也）此爲寒也凡熱

症則口中燥渴若渴而不燥則亦有協寒者勿泥看小便黃赤或澁而不利或所下如垢膩之狀其脉多數或浮或滑或弦或大或洪皆兼數而有力方是熱症或有邪熱不殺穀其物不消化者當以脉症別之寒毒入胃者臍下必寒宜理中湯寒甚者宜附子理中白通加附子湯協熱利者臍下必熱宜黃芩湯白頭翁湯有內熱大結注洩不止者須以寒藥下之凡胃虛內結散而利自止正所謂通因通用也熱煩渴瀉利脉微弱者七味人參白术散若發熱者人參三白湯加炒黃連如腹滿小便不利

者。五苓散合理中湯。若嘔者。加藿香半夏陳皮生薑。如濕多而瀉不止者。加蒼朮白朮。如腹脹者。加厚朴。腹痛不止。加炒白芍肉桂木香溫之。經云。暴注下廹。皆屬於熱。此條諸法。西塘蓋推廣之以盡其變耳。若非審有是症。則不得槩用溫燥之劑。凡傷寒作利。脉浮表未解者。仲景以小青龍湯去麻黃加芫花二錢炒令赤色。蓋散表邪、兼治水也。故如凡症皆不可執一說以槩其餘也。試由此推之。濕毒氣盛者。下利腹痛。大便如膿血。或如爛肉汁。宜地榆散黃連阿膠湯。此條當入痢疾條中看。有內不大滿。猶生寒熱未可下而便下之內虛熱入挾熱自利臍下必熱大便赤黃色及下腸間津液垢膩名曰利腸宜白頭翁湯黃芩湯又有不大便五六日以藥利之利遂不止用極熱劑乃止。上條因失表以致利此則因悞下而得利者而下後之利又有寒熱不同法當分治如此可見辨症宜精晰也

外熱內煩下利上渴或痞或痛或嘔常法多用黃芩湯不若生薑瀉心湯之當症兼痞痛嘔等則黃芩湯自非對症矣

凡下利不可發汗蓋利下由內虛若發汗則內外皆虛變症蜂起矣先哲格言不易多得

七味人參白朮散

人參　白朮　茯苓

甘艸　木香　葛根

藿香

理中湯

人參　白朮炒　乾薑各一兩　甘草八分

白通湯

葱白四莖　乾薑炮一兩　附子生用一枚

黃芩湯

黃芩　芍藥　甘草炙各一兩　大棗一枚

白頭翁湯

白頭翁一兩　秦皮　黃柏　黃連各一兩五錢

人參三白湯

人參 白芍 茯苓 白术

生薑 大棗

五苓散

猪苓七錢五分 澤瀉一兩二錢五分 茯苓七錢五分 肉桂五錢

白术七錢五分

小青龍湯

麻黃一錢五分 細辛 乾薑炮 芍藥

桂枝去皮 甘草炙各一錢五分 五味一錢 半夏一錢五分湯洗

地榆散

治傷寒熱毒不解日晚卽壯熱腹痛便利膿血

地榆　犀角屑　黃連微炒　葛根

黃芩各一兩　梔子五枚

右㕮咀每服五錢水一盞入韭白五寸薤白尤妙同煎温服

黃連阿膠湯

黃連二兩去須微炒　阿膠炒黃　黃栢微炙各一兩　山梔五枚

每服四錢

生薑瀉心湯

生姜七片 人參 甘草炙 黄芩各一兩五錢

半夏一兩 黄連 乾薑炮各五錢 大棗

按口渴、譫語、自利、本陽明太陰之症、緣六經祇列陽病、而不及陰症、又無救敗之方、今此陰陽壞症俱具、則正所謂變也、

結胸

有飲食尚在胃口、未當下而早下之成結胸者、倘脈虛質弱、不可更下。故知未經下者、症雖滿悶、尚爲在表、非結胸也

結胸欲絶心腷高起手不得近用大陷胸湯不瘥者此是下後虛逆氣已不理而毒復上攻氣毒相搏結於胸者用枳實理中丸自安胸中雖和傷寒未退必有正便候日數足以法去之戴院使曰有寒實結胸雖痛而無煩躁等症此因下後虛逆寒氣獨結宜理中湯加枳實半錢茯苓一錢

大陷胸湯

大黃一兩五錢　硭硝五錢　甘遂一字

枳實理中丸

枳實（十六片麩炒） 茯苓 白朮 人參

甘草（炒） 乾薑（炮各二兩）

右爲末煉蜜爲丸如雞子黄大每服一丸熱湯化下連進二三服胸中豁然渴者加天花粉一兩自汗者加牡蠣煅過二兩下利亦加

傍流

有下早成結胷症見微熱神昏口乾微渴舌兼燥或殷紫色大便溏泄時至此謂旁漏乃熱結

於中逼注大腸非關脾也養陰滋血藥中須加黃芩知母又必合白虎用石膏傍漏方止止後數日方得正便而愈矣中者胃也故宜用石膏已經誤下必傷胃陰故宜用滋陰兼有小便秘者熱解自通切勿用木通車前等利水藥利水陰陽易竭爲不可救也自利症云發汗則內外皆虛此症則云利水則陰陽易竭皆是不利之論有傷寒熱甚失於汗下唇焦舌燥能飲水大便秘鞕小便赤澁時有稀糞水利出者此內有燥矢結聚乃旁漏之物非冷利也再審有矢氣極臭者是也其脈

雖沉切之必滑有力或時躁熱不欲衣被或揚手擲足或譫語有力此陽氣亢極輕者人參白虎湯或小柴胡合解毒湯主之內實者須下之有潮熱者大柴胡加硭硝

## 厥逆

初病身熱頭痛稍久大便秘小便澁或畏熱喜冷水或揚手擲足煩燥不得寧譫語昏憒而厥此陽厥也大小承氣大柴胡看微甚下之煩渴舌燥白虎湯如得病便四肢厥冷脈沉而細手

足攣而惡寒、引衣蓋覆、不欲水、或下利清穀而厥逆者。陰也。四逆湯。白通湯、厥逆脈不至者、通脈四逆湯。手足指頭微寒者、謂之清、理中湯。無熱症而厥、當歸四逆湯加茱萸生薑、喘促脈伏而厥。五味子湯。吐利、手足厥冷、煩躁欲死、吳茱萸湯。寒熱而厥、面色不澤、冒昧、兩手忽無脈。或一手無脈、必是有正汗也。多用綿衣包手足、服五味子湯、或兼與桂枝麻黄各半湯、須臾大汗而解、

通脈四逆湯

甘草炙二兩　附子大者一兩　乾薑一兩

面赤者加葱九莖腹中痛者去葱加芍藥二兩嘔者加生薑二兩咽痛者去芍藥加桔梗一兩利止脈不出者去桔梗加人參二兩

當歸四逆湯

當歸洗　細辛　桂枝　芍藥各一兩五錢

甘草炙　通艸各一兩　大棗一枚

五味子湯

五味子一兩　人參　麥冬　杏仁
陳皮各一錢　生薑一片　大棗一枚
吳茱萸湯
吳茱萸　生薑各五錢　人參二錢五分　大棗三枚
桂枝麻黃各半湯
桂枝　芍藥　甘草炙各八錢　麻黃五錢湯泡焙
生薑四片　大棗一枚　杏仁十二個去皮尖双仁
先煮麻黃一二沸去上沫納諸藥同煮去滓
溫服

發喘

肺主氣，肺氣逆而上行，衝衝而氣急，喝喝而息數，張口擡肩，搖身滾肚，是爲喘也。有表症而喘者，宜汗之。心腹必濡而不至病人劇飲水，致停飲心下結滿而喘者，五苓散。經以喘而汗出，脈促者，邪氣內攻，葛根黃連黃芩湯利之。汗出而喘，無大熱者，外邪壅盛，麻黃、杏仁、甘草、石膏發之。此蓋病與脈氣未離，而喘亦微耳。曾治一人，季冬勞碌感冒，醫峻用寒劑，遂致大喘，汗出如油，脈浮輭，重用生脈散乃定。凡煩熱胸膈不利，上氣喘促，口乾或欬者加減瀉白散凡熱盛有痰脈弦數而喘小柴胡加知母貝母瓜蔞仁胸滿者加枳殼桔梗心下滿者加枳實黃連舌燥飲水而喘者加知母石膏凡陽明內實不大便腹滿氣短發潮熱而喘者大柴胡加厚朴杏仁下後大喘則爲裏氣大虛邪氣傳裏也葛根黃連黃芩湯症下後微喘則爲裏氣上逆邪不能傳裏猶在表也桂枝湯解表朴杏下逆氣凡陰症厥逆脈沉細而微氣促而喘無汗者宜四逆湯加五味杏仁凡虛人脈伏手足逆

冷者五味子湯有病傷寒咳嗽喉中聲如鼾與獨參湯服二三斤病始全其脈豁大無倫乃空虛陰亡之象有病後氣虛不能接續非喘也乃氣短也方書用大劑生脈散少佐陳皮二母主之然此乃急症須大劑八味加人參兩許方效感症亦有元海無根虧因肝腎子午不交以致氣短似喘者氣脫症也其脈必微細無神若微而兼緊尤爲可畏速用熟地二兩歸身一兩甘草五錢以濟之緩之堪云神劑有氣從臍下衝上兩尺脈洪盛或數者屬陰虛症或兼見盜汗潮熱咳嗽大料左歸飲加人參或六味合生脈虛甚八味右歸皆可

用

加減瀉白散

桑白皮　知母　貝母　瓜蔞

細黄芩　橘紅　桔梗　甘草

地骨皮

葛根黄連黄芩湯

葛根四錢　甘草二錢炙　黄芩一錢五分　黄連一錢五分

左歸飲

熟地　山藥　萸肉　枸杞

甘草　茯苓

右歸飲

熟地　山藥　萸肉　甘草

枸杞　杜仲　肉桂　附子製

右二方熟地自四五錢可用至一二兩隨輕重用之如畏酸者去萸肉相火盛者去枸杞如不宜滲泄者去茯苓

呃逆

海藏云傷寒呃逆脈散死仲景之言不虛僞大

抵原因失下生、吃逆喉中陰不納、陰消將盡火熱奔急上行而肺陰不納也是爲陽極便軟唯宜用瀉心、脈微將盡者不宜下宜服瀉心以養陰退陽涼膈散去硝黃亦可便鞕尤宜大承氣、或兼舌攣語言不正而反昏冒與咽痛者係少陰也速下之二藥神工作者誰、東垣潔古爲良劑、有一種壯實之人、守不服藥之說五六日後大去燥矢而吃逆者、其噦必緩其脈亦不甚數此熱伏腸胃鬱不得發及下竅得通則上竅亦透沖動肺陰而噦也譬如爐底壅塞火燄不光迨一透達而炎炎上行矣治法不宜純用寒涼寒涼則抑遏其火，且肺胃之氣漸向衰憊，奚能禁此猛劑。亦不宜大補，大補則熱邪方盛，勢必邪正糾纏，發為脹滿痞塞之病。宜以人參、茯苓、生白术（若初起脈不虛者，參术亦可緩用）、生甘草、當歸、芍藥（酒炒）、黃芩、黃連（俱酒炒）、梔子、丹皮、知母、橘紅與之（實者加石膏，往來寒熱加柴胡）。三四劑後，加熟地五六七錢（白虎看強弱用），陰汁一充，汗自湧出，肌表而愈矣（此症有小心過甚，初用上方一二劑，或身見微汗，或大便畧行，即收養陰滋潤之藥，其人雖愈，期年之間必憒憒如癡，此乃邪熱伏於心胃，不得透出故也，醫者宜慎之）。大吐大下，復極發汗，胃中虛冷陽氣拂鬱於表腎與之水虛寒相搏因致嘔噦者吳茱萸湯理中湯脈虛軟四肢倦怠食少或久病過服尅伐之藥致吃逆者屬中虛六君子加減兩尺洪盛或弦細而數面時赤吃逆者屬陰火都氣丸主之內已伏陰陰氣太甚腎水擅權肝氣不生丙火既病丁火又消所以遊行相火寒邪廹而萃集於胸中亦欲盡也故令人發熱大渴引飲欲去蓋覆病人獨覺他人按之身體肌肉骨髓血脈俱寒此火即無根之火也用

理中湯加丁香以温其胃其火自下又有其氣自臍下直衝於咽嗌間吃逆者此陰症也其病不在胃也用加味附子湯急温其下眞陽一回火降吃逆自止

瀉心湯

大黄二兩　黄連　黄芩各一兩

此金匱方也仲陽方止用黄連一味

都氣丸

熟地八兩　山藥四兩　五味三兩　萸肉四兩

丹皮　茯苓　澤瀉三分

嘔吐

有聲曰嘔，無聲曰吐，有聲無物爲乾嘔。成無已云：嘔有責爲熱者，責爲寒者，有停飲者，有胃脘癰膿者。仲景云不必治，膿盡自愈。至於吐家，則悉言虛冷也。

凡傷寒邪漸入裏，胃氣實而不受，逆於胸中則嘔。症屬半表半裏。治法二三日内宜宣劑以去其壅，方書所謂天分肺氣分胃窒塞不通而或噦或嘔是也。然是疾之作，必上焦火盛，炙其津液結成

痰涎。凝於胃口。故又宜導痰降火。生姜、半夏、橘
紅、茯苓、厚朴、連翹、梔子、黄芩、天花粉、知母、（不渴者去知母以潤劑宜禁也）
竹茹、枇杷葉、主之、（如心煩加薑炒黄連如心下痞更加枳實如口苦脅滿脈弦加柴胡）
三四日、邪氣漸深、痰愈凝結、宜
苦寒以折之、芩連二陳湯、加厚朴、天花粉、黄栢、
滑石、蘆根汁、竹瀝、薑汁、主之、如不止、辛以散之、
芩連二陳湯、加乾薑、錢許、生薑、四錢、又不止、重
以鎮之、用金銀、煎上藥、或上藥、加入金銀箔、五
七葉、甚者、更加寒水石、赤石脂、凡嘔不止、挾虚、

者旋覆代赭石湯妙不虛者旋覆花一味煎湯調下代赭石一二錢如初起即嘔逆清水飲食者着寒傷胃也人參養胃湯實者去人參如潮熱內實不大便嘔不止心下急鬱鬱微煩者大柴胡湯下之仲景云嘔家不可下然金匱方有大黃甘草湯治食已即吐蓋欲嘔者其症在上因而越之可也而逆之使下則必抑塞憒亂而益甚故禁之若既吐矣吐而不已有升無降則當逆而折之無速於大黃也然亦須慎先嘔卻渴者猪苓湯先渴卻嘔者宜治膈間之水大半夏湯如初起腹滿而吐食不下自利益甚時腹自痛者太陰也理

中湯加二陳生薑藿香主之。飲食入口即吐，心下嗢嗢欲吐復不能吐，手足寒，脈沉微者，少陰也，四逆湯加二陳生薑主之。乾嘔吐涎沫頭痛者，厥陰也，吳茱萸湯加二陳主之。此皆直中三陰，非自陽經傳來者，故悉用熱藥。凡三陰嘔吐，藥宜冷服，即內經從治之法。曾有寒吐，用四逆理中附子剤，口即吐，後去乾薑白朮，只參附加丁香木香煎成，加沉香立止。蓋虛寒痰氣凝結，丁附旣陽症，溫佐以沉香木香則通，乾薑白朮則泥耳。新瘥見嘔，別無所因，此餘熱在胃脘也，竹葉石膏湯。虛者左歸加花粉去茯苓。如病久中氣虛者，六君子湯。

或半夏橘皮湯。虛而挾寒者。六君子加藿香砂仁。（補中加炮薑半夏亦效）如胃氣既虛。邪熱未退者。人參湯。或葛根湯。如病久口乾舌燥嘔者。胃陰虛也。（必有面色嬌紅脈虛細數等證）都氣飲主之。（左歸飲去茯苓加生地歸身尤妙）

有一家長幼患狀悉類者。瘟疫嘔也。宜求之本門。（症在八卷似痢症下）仲景謂嘔而脈弱。小便復利。身有微熱。見厥者難治。以其虛寒之甚也。

旋覆代赭石湯

旋覆花三分　甘草炙三分　人參五分　半夏湯洗三分

代赭石一錢醋煅　生薑四片　大棗一枚

人參養胃湯

人參　茯苓　草果各五分　甘草七分炙

藿香五分洗去土　橘紅七分　半夏　厚朴薑製

蒼朮各一兩炒湯泡

右加生薑七片烏梅一枚水煎温服

猪苓湯

猪苓去皮　茯苓　澤瀉　滑石

甘膠等分炙過

右先煎四味去查下膠煎服

大半夏湯

半夏　陳皮　赤茯　生薑等分

半夏橘皮湯

半夏　橘皮　黄芩　厚朴

藿香葉　葛根　人參　白术

茯苓　甘草

右每服一兩煎成入生薑自然汁少許

人參湯

人參　茯苓　知母　黄芩

葳蕤各三分　白术　陳皮　蘆根

竹茹各五分　石膏一兩煅

葛根湯

葛根　麥冬　人參　甘草

半夏　黄芩　白术　茯苓

右加生薑大棗同煎服

鬱月

傷寒五六日漸變神昏不語或睡中獨語一二

砂目赤唇焦口乾不飲水稀粥與之則咽不與則不思六脈細數而不洪大心下無痞腹中不滿大小便如常或傳至十日以來形貌如醉此熱傳手少陰心經也不可下宜梔子黃連黃芩湯若脈浮者病在丙導赤散脈沉者病在丁瀉心湯若脈浮沉俱有力者是丙丁俱有熱可以導赤瀉心各半服之或有用犀角地黃湯者此解陽明經血中熱近於是也有患熱病肢體不甚熱而間揚擲手足如躁擾狀昏憒不知人事

時發一二語不可了而非譫也脈微細如欲絕其人平日素充壯者此失下熱極以致身冷脈微而昏冒將死蓄熱內甚脈須疾數以其熱極蓄甚而脈道反不利若急下之則殘陰暴絕而死蓋陽氣復竭而然也不下亦死宜涼膈散或黃連解毒湯養陰退陽積熱漸以宣散則心胸再煖而脈漸以生矣王損菴法大柴胡下之大黃止用二錢蒸熟煎繼以解毒湯數服而平凡傷寒似神清而時發一二語昏憒者多屬虛須主以人參或當歸補血湯後看兼用藥症有寒氣乘虛中上者經曰諸虛乘寒則

爲厥鬱冒不仁附子湯倍人參川芎天麻天麻性平活血脈通九竅乾薑之類主之或以人參三白湯加川芎天麻如下虛脈微者須加附子傷寒體虛有痰四五日後神昏不語者用人參五錢黃芪白术當歸陳皮各一錢煎成入竹瀝薑汁飲之有服至十餘日方吐一字月餘舌乃能轉熱淨而言覺有陰寒相遏唯八味爲宜有神思似清而時昏憒或語次間忽作鼾聲者大危候也急進歸脾養榮等藥參芪須用至兩許方可甚者加附子

煩躁

火入於肺成煩火入於腎成躁蓋心火旺則水虧金爍唯火獨熾故肺腎合而爲煩躁然有屬熱者亦有屬寒者如獨煩不躁者多屬熱惟悸而煩者爲虛如獨躁不煩者多屬寒蓋煩者心中煩爲內熱也躁者身體手足躁擾或裸體不欲近衣或欲在井中爲外熱也內熱者有本之熱故多屬熱外熱者多是無根之火故屬寒也

有表症不得汗內外皆熱躁亂不寧取汗則定

有裹實熱鬱大便不通心神不寧脉數實有力下之定火客心胞上焦不清煩躁者黃連梔子等凉藥妙起臥不安睡不穩謂之煩竹葉石膏湯心中蘊熱而煩清心蓮子飲虛煩有飲溫膽湯無飲遠志飲子脉虛大或微細心煩不眠爲虛煩生脉散加柏子仁茯神當歸有火加凉藥一二味元參炒梔子竹茹花粉若血液耗散心神不安者猛進獨參湯如因力艱不能服者濃煎當歸補血湯代之

熱病脉按之不鼓躁亂欲坐臥泥水中口中和

乃虛陽上攻也即陰盛格陽陰極發躁冷服附子理中湯佳

竹葉石膏湯

淡竹葉一把 人參五分 甘草炙二分 半夏六分

麥冬一兩 石膏四兩

右加生薑粳米水煎空心服如不禁石膏者可用濟生方除石膏加茯苓小麥即人參竹葉湯是也

清心蓮子飲

石蓮肉　赤茯苓　人參　黄芪三錢
地骨皮　麥冬　車前　黄芩炒
甘草二錢炙
一方加遠志石菖蒲，發熱加柴胡薄荷。

遠志飲子

遠志去心　棗仁炒　茯神去木　人參
黄芪　當歸各一兩酒浸　麥冬　石斛
甘草五錢炙　生薑
若煩甚，加竹葉知母。見準虛煩门

戰振慄

振者責其虛寒虛則不至於爭故振聳耳戰者爲正與邪爭爭則股慄而戰矣戰雖重於振而慄重於戰也戰者正氣勝慄者邪氣勝也皆邪正之相爭也大抵氣血俱虛不能榮養筋骨故爲之振搖而不能主持也須大補氣血人參養榮湯或加味人參養榮湯若身搖不得眠者十味溫膽湯倍加人參或加味溫膽湯

人參養榮湯

白芍一錢五分　熟地七分半　黄芪蜜炙　人參各一錢
茯苓七分半　白术　陳皮　棗仁各一錢
遠志五分　肉桂一錢　五味七分半炒研　甘草炙一錢
生薑　大棗
此十全大補湯對子也。十全大補但分氣血。此方五臟俱補，無乎不到。虚寒甚者常加附子以治之，陰虚更妙。
十味温膽湯
枳實麩炒　陳皮各二錢去白　茯苓一錢五分去皮　半夏二錢湯泡

甘草五分炒　遠志去心甘草水煮　棗仁炒　熟地酒洗焙
五味子一錢　人參一錢去芦
右加生薑三片大棗一枚

筋惕肉瞤

筋惕肉瞤皆因發汗攻表太過，邪熱未解，血氣虚奪，筋肉失養所致。或不因此，由素禀血少，邪熱摶於血脈之中，火性動惕故也。如傷寒不經發汗，七八日筋脈動惕，潮熱來尤甚，其肉不瞤，或瞤，大便秘結不行，小便赤澁，以手按臍旁鞕痛此有燥矢也加味大柴胡湯如傷寒十餘日曾三四次發汗過多遂變肉瞤身振搐筋脈動惕此汗多氣血俱虛故也加味人參養榮湯如汗後虛寒不得眠筋惕肉瞤肉有熱用加味溫膽湯

加味人參養榮湯

人參　白朮　麥冬　熟地

當歸　茯苓　甘草　川芎

五味　肉桂　黃芪　生薑

大棗

如陰虚相火動者、加酒炒知母黄柏、若陽虚下寒脉微者、加熟附子、肉桂倍之、不得眠、加遠志棗仁、

加味温膽湯

人參　生地　白芍　當歸

川芎　棗仁　柴胡　黄連

茯苓　橘紅　半夏　甘草

右加竹茹生薑

循衣摸牀

循衣摸牀撮空多是大虛之候。乃精神耗散。不能主持也。不問傷寒雜病。以大劑補之。多有生者。傷寒論云。循衣摸牀惕而不安。微喘直視。脈弦者生。濇者死。此乃以脈之弦濇辨胃氣之存亾。緣脈弦則迢迢而長。知其胃氣尚在也。故可以大承氣下之而愈。然亦危極矣。必脈實症實者。方可行之。下後即宜大補

敗症

如經發表多者用逍遙散加熟地若發熱至八九日外舌黑脈洪數無倫已成敗症者竟用人參一兩熟地一二兩救之甚者加煨薑三片如經攻裏多者輕則四君子加歸芍或補中益氣大劑與之甚者竟用人參一兩附子三錢煨薑三片以發其汗然後用四君歸芍調理如病人素虛又發表攻裏之未當六七日后面黑大喘舌卷直視譫語舌滑而胎脈軟無力按之空虛者以獨參湯一兩與之鼻梁尖上涓涓如水是其應也次用大

劑疏肝益腎湯。汗大出而解。如舌黑唇焦。大渴引飲。或兼大便溏洩。小便不利者。此必攻伐寒涼過多也。左歸飲不用茯苓加歸芍救之。陰虧甚者其脈沉細而數此時胃氣將絕更當重加參芪如遇粗工發表攻裏過當。真陰耗竭。燥結不出。將成敗症者。一味養氣補血前物。自下。輕者逍遙加熟地或甘露飲氣虛者人劑補中益氣湯甚則竟用人參兩許熟地一二兩

四君子湯

人參五錢　白朮　茯苓各一兩　甘草三錢

一方無甘草有黄芪各等分

胃傷

有一種遇粗工攻伐過當胃陰大傷者濃煎六味飲與之虚熱者合生脉散中氣虚者六君理中建中補中益氣選用

不能食

有一種不便而不食者粗工必主便則邪去而膈淸才能思食我獨曰不然必須養胃以助正助正以去邪如養未到邪不即去不食不效也

不便

有不能便而能食者推陳致新倉廩盈溢自能通利不便無憂

班疹

心煩不安身痛如束或足冷耳聾或咳或嘔乃是發瘢之候升麻葛根湯脈弱者可加人參食少大便不實者倍用白朮血熱者犀角地黃湯俱可入酒芩連桔梗連翹元參薄荷葉天花粉之類熱甚者口乾舌燥黃胎合白虎湯以班盡為度脈伏心煩謂之欲班煩止

神靜肌膚中無隱隱之狀始爲斑盡斑已出而口乾脈洪者竹葉石膏湯化之或配凉藥一二味生地丹皮之屬洪而無力兼體虛煩渴本方加人參麥冬知母令汗出自愈嘔者大半夏湯加減脈洪數有力心下硬痛口乾而胎色漸黃黑色乃燥矢爲患也大承氣湯或大柴胡湯看微甚而下之更衣舌潤爲愈如未可下有潮熱煩渴者且與小柴胡去半夏合解毒加瓜蔞根主之或加大青亦佳大青味苦大寒之物也解心胸熱毒治傷寒發赤斑

煩痛有內傷元氣不足之症。誤作外感虛火遊行於外。亦發班。第脈虛大。倦怠懶於言動。自汗爲異耳。因氣血虛亦身痛心煩作熱若作有餘治立危速進補中益氣熱癧熱止爲愈內傷發班者。胃氣極虛。一身之火遊行於外。宜補以降之。大建中湯。內有伏陰。或誤服凉藥。逼其虛陽浮散於外。而爲陰班。脈雖洪大。按之無力。或手足逆冷過乎肘膝者。先用炮薑理中湯以復其陽。次隨症治。

大半夏湯

治諸嘔要藥

赤茯苓　半夏製　陳皮　生薑

大建中湯

黃芪　人參　當歸　白芍

桂心　黑附子製　甘草　半夏

加生薑　大棗

發黃

傷寒熱濕傷脾。則身發黃。黃如橘皮而明者。熱多。脈必數。一身不痛。解肌熱爲主。黃如薰黃而暗者。濕多脈必沉緩一身盡痛滲溼爲主初起脈有力能食不大便茵陳大黃湯微利之或仲景茵陳蒿湯次用茵陳五苓散以滲濕解熱稍久宜固脾胃本方倍白朮氣虛脈緩弱體倦加人參或參朮健脾湯傷寒發汗不徹有畜熱身面皆黃多熱期年不愈食不減者用茵陳梔子各三分二錢五分爲一分升麻秦艽各四錢共末水煎服三錢以知爲度秦艽退黃極妙以性能退陽明經濕熱邪氣也無濕熱者恐傷燥宜慎之水濕傷脾脾寒色見於外爲陰黃脈沉身冷是四苓散即五苓去

桂加炮薑茵陳重者加附子從陰症治傷冷中寒脉弱氣虛變爲陰黃理中湯加茵陳服之海藏云傷寒病遇太陽太陰司天若下之太過往往變成陰黃一則寒水太過水來侮土一則土氣不足水來侵之如左方治發黃小便不利煩躁而渴茵陳湯加茯苓豬苓滑石當歸官桂主之韓氏名茵陳茯苓湯發黃煩躁喘嘔不渴茵陳湯加陳皮白朮生薑半夏茯苓主之韓氏名茵陳陳皮湯發黃四支徧身冷者茵陳附子甘草主之韓氏名茵陳附子湯發黃支

體逆冷。腰上自汗。茵陳湯加附子甘草乾薑主之。韓氏名茵陳四逆湯發黃。冷汗不止者。茵陳湯加附子乾薑主之。韓氏名茵陳薑附湯發黃。服前薑附諸藥未已。脈尚遲者。茵陳湯加吳茱萸附子乾薑木通當歸主之。韓氏名茵陳茱萸湯趙宗顏因下之太過生黃。脈沉細遲無力。次第用藥至茵陳附子湯大效。次第用藥者。謂先投茵陳茯苓湯。次茵陳陳皮湯。又次茵陳附子也。後趙秀才下早病黃。寸微尺弱。身冷。次第用至茵陳四逆湯。有瘀血發黃。脈必微而沉。或沉結。不若瘀熱之脈浮滑緊數也。又外症必有如狂。腹滿。小便自利等候。宜於蓄血條求之。

茵陳大黃湯

治傷寒發黃、面目俱黃、小便赤、

茵陳　梔子　柴胡　黃柏

膽草　大黃炒　升麻　黃芩

右㕮咀水煎早晚食後溫服

茵陳五苓散

右以茵陳濃煎湯、調五苓散二錢、服日三四

次黃從小便下、以小便清爲度

茵蔯蒿湯

茵陳一兩　大黃三錢五分去皮　梔子大者三枚

參术健脾湯

人參　白芍　茯苓　陳皮

當歸　白术　甘草　大棗

食前服

復發

凡感症復發。世俗必作有餘治。必曰因食而起。殊不知有餘不盡之邪。留滯陽明胃經也。蓋緣戰汗后元氣虧損之甚卽以補陰得汗力只及得七八分便住表既得解便能淸爽其不盡者復歸陽明加以一二日之飲食與邪相蒸復騰騰而作熱矣治之當何如曰舍補正氣無由也當此之時大汗一出元氣驟損飲食入胃生化遲緩於是所留之邪與新入之物合而爲火如依時師再作攻邪元氣益虛熱邪益熾索然而死矣唯以六君子湯加當歸投之縱有病愈增而熱似甚者乃是邪與食爲元氣所攻發將出

之候也守不過三日復戰而汗解矣或於六君子湯中加酒芩連朴更穩中氣虛而熱甚者補中益氣湯加酒芩連或日汗至七八分而餘邪何以復歸陽明曰胃主肌肉而元氣薄故也如元氣厚者無此病也如畱泊肌肉筋骨則爲餘毒治法亦先補正有陰虛勞復微挾風寒與食者生地黃飲子主之若其人素壯實平日多火症愈後勞復者亦不得用攻伐七味葱白湯主之損菴用麥門冬飲許入淡竹葉香豉頻頻飲

之佳海藏麥門冬飲子亦可

生地黄飲子

生地　熟地　枸杞　地骨皮

黄芪　白芍　天冬　黄芩

甘草　枳殼　防風

七味葱白湯

治傷寒或因起動勞復或因喫食稍多皆成

此候若復甚者一如傷寒初有此症宜服此

方

葱白連鬚半升　乾葛三合　新豉半合綿裹　麥冬去心

熟地各三兩　生薑一合　流水以杓畢揚之

七味用清水煎去滓分三服漸漸服之取汗

麥門冬湯

治勞復氣欲絶者用之有效能起死回生易

老加人參尤妙

麥冬一兩去心　甘草二兩炙　粳米半合

先煮米令熟去米入藥五錢棗二枚竹葉十

五片溫服

咳嗽

傷寒以欬嗽爲輕。蓋風寒暑濕。先自皮毛而入。皮毛者肺之合也。雖外邪欲入臟腑。必先從其合而嗽也。肺主氣。形寒飲冷則傷之。使氣逆而不散。衝擊咽膈。令喉中淫淫如痒。習習如梗而欬也。或云欬則有聲無痰嗽則有聲有痰初起脉浮緊、頭痛、拘急、惡寒、發熱、無汗者、冬月十神湯加減、餘月芎蘇飲加羌活、二方輕重得宜凡非時之氣皆可用如火盛者、加凉藥一二味、枯芩、知母、花粉、地骨之類、如胃熱、薰蒸其脉而嗽者合白虎挾虛者加人參或人參石膏湯若脉浮自汗頭眩眼脹鼻塞清涕者傷風候也亦以十神芎蘇二方分治脈弦口苦發熱而咳者少陽也小柴胡去人參大棗生薑加五味子乾薑主之若發熱胸中煩滿而欬者加炒瓜蔞若胸脅痞滿發熱而欬者加枳實如下利嘔渴心煩不得眠而欬嗽者豬苓湯四肢厥逆腹中痛泄利下重而咳者四逆散加五味子乾薑停飲與表寒相合者小青龍湯仲景謂表不解心下有水氣乾嘔發熱而咳是也停飲與裏寒相合者真

武湯去芍藥加五味子乾薑細辛仲景謂四肢沉重疼痛小便如常大便自利而欬是也有手足逆冷上過乎肘下過乎膝脈沉細而欬者陰症也四逆湯加五味子有病傷寒咳嗽喉中聲如鼾與獨參湯一服而鼾聲除至二三服咳嗽亦漸退服二三劑病始全今人因右寸脈大不知分別有力無力妄投瀉劑死者多矣大是豁大無倫真空虛陰亾之象若有餘其大必牢

十神湯

白芷　紫蘇葉　麻黄　陳皮

川芎　香附　升麻　葛根

赤芍　甘草等分　生薑　葱白

十味芎蘇飲

準繩方無桑杏前胡有柴胡芩草

前胡六分　葛根五分　枳殼三分　桔梗二錢五分

半夏六分　陳皮三分五分　桑皮　杏仁

川芎七分　紫蘇五分　生薑　大棗

人參石膏湯

治傷寒咳嗽不已心煩及風熱頭疼精神不

利昏憒

人參　石膏　半夏　梔子仁

黃芩　川芎　茯苓　白术

生薑　作一服

四逆散

甘草炙　枳實去白穰炒黄　芍藥　柴胡各一兩

餘熱咳嗽

有感症汗不透餘熱在胃咳嗽不止養血涼血不効者每用六味飲必應蓋熱氣逼傷胃陰也

有挾虛感症用參芪等氣分藥而愈愈後漸見乾咳乃餘邪爲胃氣鼓動欲出也若認作眞虛症再投歸脾生脈等劑則重斂其火漸傷陰分而成弱者有之矣宜養血凉血順其勢而導之不可泥爲補劑得力之後寒凉傷中畏而勿用也有陽明症宜汗不得汗漸見咳嗽吐痰者此時取汗益不可得只投清潤之劑如二門二母天花粉地骨皮之類寒熱未止者小柴胡爲主加入上藥久久痰清欬止經絡熱邪即從此解

雖終不得汗亦有漸愈之理

遺毒發頤

凡傷寒汗出不徹邪熱結耳後一寸二三分或耳下俱腫鞕者名曰發頤此爲遺熱成毒之所致也宜速消散則可若緩則成膿又爲害也竟有失於汗下中宫伏熱鬱極發爲胃癰者須細審之若漫不加意憒然執傷寒之成法以治鮮有不潰敗者感症有三四日後即發癰者有一起便發者治皆不外陽明一經初起亦有兼少陽者有一種感症被俗師混加汗下以致誅伐太過氣血大傷究

竟所感之邪鬱而不洩發爲癰腫此時急爲補
正大劑參芪歸朮加熟地兩許以救之庶可起
發收功若用連翹皂刺芩連等去生便遠有肝
腎大虛發於至陰之處道路遙遠必煎劑送大
塡大補丸子方效否則遷延時日拖成弱症終
不救也有一種火實之人所感又重非大劑辛
涼及重用石膏不可甚者須加大黃而醫者過於小心
始則畧爲解散至三四日後便用養陰之法以
致邪毒鬱伏發爲癰腫當急以淸解透發之藥

消之若作騎牆之見兼用固本等則熱邪爲潤藥粘滯不得透達必成大害矣慎之慎之固本等所以養胃今服養陰藥既多則胃中津液原不竭也且遺毒既自經絡而達肌表自當因勢利道之遺毒發頤用槐花四五兩微炒黄乘熱入酒二鍾煎十餘沸去租熱服未成者二三服已成者一二服胃弱者忌又法用生忍冬藤即金銀花藤四五兩生甘艸節一兩先用水二碗煎至一碗再入酒一椀煎十餘滾去租飲之租敷患處

連翹敗毒散

治發頤初腫服此消之

連翹　羌活　獨活　荊芥

防風　升麻　柴胡　甘草

桔梗　川芎　歸尾　蘇木

紅花　天花粉　牛旁子

右水酒各半煎徐徐溫服如未消加蛤粉炒穿山甲一錢腫至面者加香白芷一錢漏蘆五分大便燥實者加酒浸大黃一錢五分出者倍之凡內有熱或寒熱交作者倍用柴胡加酒洗黃芩酒炒黃連各一錢

內托消毒散

治發頤有膿不可消、已破未破服之、

人參　黄芪　當歸　川芎

防風　白芷　升麻　柴胡

甘草　桔梗　連翹　金銀花

右水、酒各半煎，徐徐温服

巳任編卷七終

已任編卷八　西塘感症下

董廢翁先生著　潛邨楊乘六偕評

輔仁社諸子共較

感症兼病

本是感症而兼有他病丹溪先生所謂雜合病也其治之即當稍變感症成法矣用載之篇末以成一家之言

挾食

如挾飲食噯氣酸臭飽脹者初起平胃散二陳

湯主之見風症者配發散藥一二味如升柴薄荷葉太陽症見者加羌防恐太燥去蒼朮見熱症者配酒芩連口乾者合白虎作嘔者加厚朴如經發表多面壅熱通紅氣粗脈牢實神思昏沉胸前按之微痛者視其微甚用逍遙散加熟地四五錢至一二兩或本方合小柴胡

平胃散

蒼朮米泔浸炒 厚朴姜汁炒 陳皮各三錢 甘草一錢

二陳湯

半夏製二錢　茯苓　陳皮去白各一錢　甘草五分

加生薑大棗

挾痰

如見鼻塞頭痛、發熱、或中脘痞滿、嘔逆惡心、或痰飲凝積者、參蘇飲主之。

參蘇飲

前胡　葛根　半夏製　茯苓各七分半

陳皮去白　甘草　枳殼麩皮炒　桔梗

蘇葉各五分　人參七分半　木香五分　生薑三片

大棗一枚

人參木香二味進退用之見陽明症者合白虎

## 內傷

有一種內傷元氣不足之病其人必元氣素弱或作勞辛苦或因飢餓受虧或因色慾過度外症身熱自汗體倦手足心熱忽時作寒口不知味出言懶怯脈虛大無力者補中益氣湯主之

有一種大虛致感先以歸脾飲補之待虛回后

清邪。

補中益氣湯

此方俱用輕劑、分量極少、總看病之微甚、爲藥之多寡可也。○六要黃芪一錢、人參病甚者一錢、炙草五分、或七分、歸朮各七分、陳皮五分、升柴二味、酒炒、各三分、多汗、蜜拌炒

人參　黃芪　當歸　白朮

廣皮　甘草　升麻　柴胡

加生薑人棗

見頭痛、項强、太陽症者、配羌防、挾飲食者配朴半、往來寒熱者、配黄芩、熱甚者、合白虎、病久虛而邪不得汗解者、配益母草、紅花、酒芩、連、舌胎乾燥、黄焦、熱甚、挾虛、而津液不得上行者、本方合白虎、

歸脾飲

人參五分　黄芪蜜炙　茯苓　白朮各一錢

甘草二分半　棗仁炒研　當歸　遠志

龍眼肉各一錢　煨薑　大棗

挾火者配黑山梔牡丹皮甚者配酒黄連名

加味歸脾飲

中暑

有一種中暑症自汗背寒面赤面部必通紅紫脹眼白必黄或兼頭痛氣粗發躁狂亂審知陽明的確用白虎湯

濕温

有一種頭痛妄言兩脛逆冷胸腹滿多汗其人常傷於濕因而中暑名曰濕温其脈陽濡而弱

陰小而急治在太陰不可發汗白虎加蒼术湯主之○保命云立夏之后至立秋處暑之間傷寒者身多微涼自汗四肢沉重謂之濕温蒼术石膏湯主之即白虎加蒼术湯或先用人參白虎數劑

蒼术石膏湯

蒼术三錢　石膏一兩六錢　知母六錢　甘艸炙二錢

中寒

如夏月坐涼亭水閣高堂大厦中○縱食瓜菓生冷亦能中寒不可泥於盛夏禁用熱藥也附子

理中湯

有夏月因勞役飲食失節又傷冷飲得疾右三部沉細而微太陰症也左三部微浮而弦虛陽在表也身體沉重四肢逆冷自利清穀引衣自覆氣難布息懶於言語此脾受寒濕中氣不足也法當用四逆湯但內經有用熱遠熱之戒是宜從中治中治者溫之也錢氏白术散加升麻主之一再服後利止身溫神出可用異功散治



中湯辛溫之品二三劑

附子理中湯

附子　人參　白朮　乾薑炮各一錢

甘艸炙八分　生薑　大棗

錢氏白朮散

人參　白朮　茯苓　甘草炙

藿香葉一兩　木香五錢　葛根二兩

治中湯

陳皮湯洗　青皮　人參　白朮

乾薑炮　甘艸炙各等分

直中三陰

有一種色慾過度。腠理疏豁。寒邪乘虛而直入於三陰之經。名曰陰症。乃初起不見熱症暴病也。所謂直入陰經者。乃心肝脾肺腎之經受肅殺嚴寒之氣。由肌肉間之經絡直過藏中。或心或肝或脾或肺或腎生氣被傷。不得通達。便成陰症也。此時急以熱藥。依經通之。漸漸溫熱。使藏中熱氣得通於肌肉間之經絡也。須以理中湯、四逆湯、眞武湯等類。辨症治之。有一種陰症。

直入腎少陰之經慾事后感寒或多慾陽虛寒乘虛入臍腹絞痛手足青紫厥逆脈微欲絶急煎附子理中與之外用葱一束如茶盞大扎緊切一指厚一段置臍上以熨斗火熨之熱氣透入腹逼邪外出爲佳

眞武湯

附子一錢半　茯苓　白芍酒炒，各三錢　白术二錢　生薑三錢

四逆湯

甘艸炙　乾薑各一錢半　附子三錢

病甚者，用重劑

## 戴陽

有一種戴陽症，兩顴淺紅，紅必游移無定，或煩躁發狂，欲坐臥泥水中，渴欲飲水，復不能飲，大便自利，或秘結，小便清白，或淡黄，咽喉或痛，或不痛，脈沉遲而微細，肌表雖熱，重按之則不熱。甚者其冷透手，此陰盛格陽也。又有面紅煩躁，遍舌生瘡生刺，舌歛縮如荔枝狀，或痰涎湧盛。

喘急小便頻數口乾引飲兩唇焦裂喉間如烟火上攻兩足心如烙脈洪大而數無倫按之有力亦有按之微弱者捫其身烙手此腎虛火不歸經素問所謂脈從病反者也俱用十全大補湯吞八味丸或大劑八味飲合生脈散人參熟地可用至二三兩附子可用至三五錢如認作白虎立死

十全大補湯

黃芪蜜炙　肉桂　四君　四物

八味丸

即六味飲加附子肉佳

感症似瘧

有一種瘧疾秋後晚發不論間日一日熱多寒少或獨熱無寒或寒熱相半勢沉重者總當以治感症之法治之大抵不外陽明少陽二經

感症似瘧痢

有瘧痢交併勢來暴甚者亦當從感症治急清陽明毒自解矣

内傷感熱似痢

有勞倦内傷人夏月感熱身如燔炭下利膿血譫語舌燥而黑脈洪數無倫（甚者脈散亂忽有忽無）此陽明危病也急用熟地一兩生地麥冬當歸白芍甘草枸杞佐之服後須微微見汗乃可治（脈亦須接續分明洪數鼓指）又必即前方去生地加棗仁山藥山萸肉丹皮連服七八貼俟其脈斂而圓乃可用四順清涼飲子加大黃五錢熟地一兩歸芍各三錢甘草一錢下其黑矢而愈若一二日後復

發熱狂詀喘急口渴此欲作汗解也投芪术各一兩歸芍乾薑各三錢甘草一錢其汗如注而霍然矣或曰陽明熱甚當速解其毒今先補後下何也曰毒火熾熾涼膈承氣症也而其原起於勞倦陽邪內灼脈已無陰若驟下之則毒留而陰絕死不治矣曰復病又以他藥治何也曰病從陽入必從陽解今陰氣已至而無以鼓動之則榮衛不洽汗無從生不汗則虛邪不得外達故內沸而復也

瘟疫

初起宜辛凉解散，次則和解解毒，必裏症全具，而脈實，舌燥，口乾，心下堅滿，方可攻下。若飲食在胃脘中，未曾腐熟，糟粕未成，雖芩連瓜蔞等俱不可用，況硝黃乎。恐變結胸故也。荒歲多疫，皆因飢飽不時所致。右氣口脈多大，用人參敗毒散，先發其表，次用人參柴胡湯以和解。右脈大於左，自汗，心下不脹，無表裏症見者，補中益氣湯。若用正傷寒法，大汗大下，多致殺人。疫病當分天時寒暄燥濕病者虛實勞逸因時制宜不可拘泥。如久旱天時多燥。熱疫流行。忌用燥劑。宜解毒潤燥。天久淫雨濕令大行。脾土受傷。民多寒疫。多兼瀉利。忌用潤劑。宜滲濕理脾。又有一種全家長幼相傳染。頭痛發熱。乃天行時氣。重即疫癘也。亦係陽明熱病。治法當與感症參

## 時毒

時毒者。感四時不正之氣。初發狀似傷寒。五七日間乃能殺人。十日外不治自愈。診其脈滑數

浮洪沉緊弦濇皆其候也。浮數者邪氣在表宜發之。沉實者邪氣在裏當下之。此症有陰有陽有可汗有可下。常見粗工但云熱毒。驟用寒凉。不知病有輕重。治有逆從。豈容輕忽也。寒凉不可輕用

頭面耳項腫赤痛甚惡寒口渴大便閉澁脈數實者表裏俱實也防風通聖散主之無表裏症或已汗下腫不消者小柴胡加酒連連翹玄參薄荷桔梗鼠粘子天花粉和解之腫甚焮痛汗下不消宜砭去惡血內服解毒藥勢不可散欲

膿脉弱不潰宜托裏飢年傳染先因胃虛飲食不節邪乘虛入宜從輕治發散解毒必加人參以固元氣病頤頷腫者即俗名蝦蟇瘟是也又名曰痄腮先用敗毒散微汗之次以酒芩連黃連非熱甚且緩之梔芩足矣玄參薄荷連翹甘草桔梗升麻鼠粘子頻頻緩服大便實者加熟大黃此法即非流行凡偶見此症用之自效大抵熱不止不可便與穀食恐助邪熱也脈虛無停滯者不禁

荆防敗毒散

羌活　獨活　前胡　軟柴胡

川芎　枳殼　茯苓　荆芥

防風等分

右加人參甘桔去荆防名人參敗毒散立齋

加玄參牛旁子

防風通聖散

白芍　防風　當歸酒洗　川芎各五錢

滑石三兩　石膏一兩　芒硝五錢　桔梗一兩

荆芥二錢半　麻黃　薄荷各五錢　甘艸二兩

梔子焙二錢半　大黃煨錢　白术二錢半　連翹錢五分

黃芩酒　生薑

普濟消毒飲

泰和間民病疫癘初覺憎寒體重次傳頭面腫盛目不能開上喘咽喉不利舌乾口燥俗云大頭天行諸藥罔效明之云身半以上天之氣邪熱客心肺之間上攻頭面而腫須用下藥大頭天行濕熱為腫木盛為痛濕熱從陽明木盛從少陽陽明為邪首大腫少陽邪出於耳前後

黃連五分酒浸炒　黃芩同上　人參三分　桔梗三分
生甘艸一分　陳皮一分去白　元參二分　連翹一分
板藍根一分　馬勃一分　鼠粘子一分焙研　殭蠶七分炒
升麻七分　柴胡二分
右爲末、半用湯調、時時呷之、半用蜜丸噙化、服盡良愈、或加薄荷、川芎、當歸、㕮咀、每服五錢、水煎、時時稍熱服之、如大便硬、加酒煨大黃一錢或二錢、以利之、腫勢盛者、宜砭刺之、

消毒托裏散

治時毒已經汗下解毒不消勢欲成膿未成
即消已成即潰
黃芪鹽水拌炒　人參　白术炒　茯苓
當歸酒拌　芍藥　川芎各一錢　甘草五分
金銀花　白芷各七分
水煎分瘡上下食前後服之
妊孕傷寒
按準繩六經治例與平人同但初起即須合四
物或加白术黃芩使熱邪不能深入血分以觸

犯胎氣爲異耳又滑潤如半夏滑石之類行血如肉桂附子之類破血如桃仁牛膝丹皮之類攻下如大黄芒硝之類俱宜慎之

愚按治感症大法總以始終照管胃中津液爲第一奥旨葢邪之所感皮毛閉塞氣不外達鬱而成熱熱積皮毛不解漸而肌肉熱矣漸而各經絡無不熱矣漸而熱氣皆壅塞陽明腑中熱矣此必然之勢也又况後代血氣未衰早御酒肉厚味胃中素有濕熱者多一

且客熱交併區區陰津幾何能當此烈焰燎原乎凡感症之死皆由胃汁乾枯故死也是以古人立法及其邪之在表血氣未傷之時當汗汗之所謂開鬼門也欲熱從汗解則清寧安固而血氣全保不傷矣當其邪之在裏血氣漸虧之際可下下之所謂潔淨府也欲熱隨便通則焦灼頓除而氣血可徐俟其來復矣其有血氣素虧之人三四五日之後不論表症解與未解裏症急與不急一見口乾唇裂舌胎焦黑

燥硬全用滋養清凉虛甚者并凉藥弗用純陰重劑加人參數錢升發運用但救得胃中津液不竭其人必不即死及其津液漸充汗自能來宿物自下至所謂胃中之津液非他即周身血氣所化積疊胃底此後天之本也凡人平日之强弱及遇外感賊邪之難治易治可治不可治强半憑此粗工不知無論新久虛實表裏苟見身熱風藥混表一覺悶滿攻中破氣雜投不效大黃枳朴繼進必求一

便以畢其技能，豈慮熱得風而益熾，陰被劫而速亡？二語是感症致死根苗何其與先賢之意適相反哉！茲所集說，先后緩急，不爽輕重，攻補適宜，而大旨所在，總始終照顧陰津，以為勝邪回生之本。二語是感症治法主腦學者由此更徧參先賢之書，以盡其精微，極其變化，則感症之道備，而於他症亦思過半矣。東莊批醫貫云：當看傷寒論原本及婁全善綱目、近日喻嘉言尚論篇，亦有發明。此篇與張景岳皆本薛新甫，並宜參究，不可求簡捷，守一說以誤世。

西塘感症者卽廢翁董氏所輯入門淺見也
是書原本婁氏綱目折衷損菴準繩而又參
以四明東莊兩家每祖此以救傷寒危症無
不立應家藏此書經歷既久積驗甚多家大
兄因與四明心法東莊醫案彙爲一編細加
評點不敢私之篋中謹公諸同好
同懷弟甡鳴謹識

已任編卷八終